[E]XPOSITION D'HYGIÈNE
DE
TUNIS
1911

[RAP]PORT GÉNÉRAL

PAR

A. PLISSON

[illegible] COMMERCE EXTÉRIEUR DE LA FRANCE
[illegible] GÉNÉRAL DE L'EXPOSITION D'HYGIÈNE DE TUNIS
RAPPORTEUR GÉNÉRAL

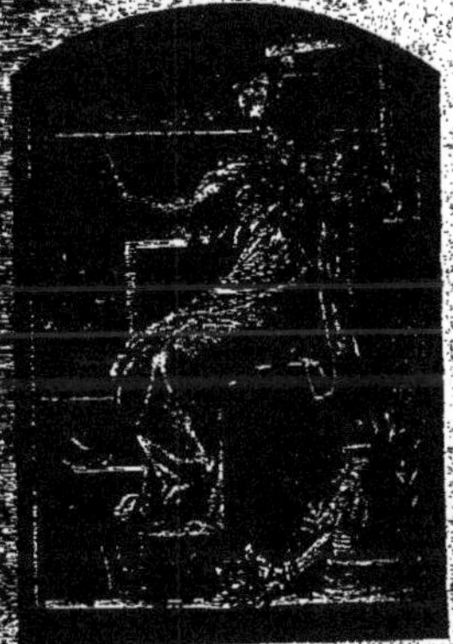

PARIS
[illegible] FRANÇAIS DES EXPOSITIONS A L'ÉTRANGER
[illegible] BOURSE DE COMMERCE — ANNEXE — 42, RUE DU LOUVRE

1912

EXPOSITION D'HYGIÈNE

DE

TUNIS 1911

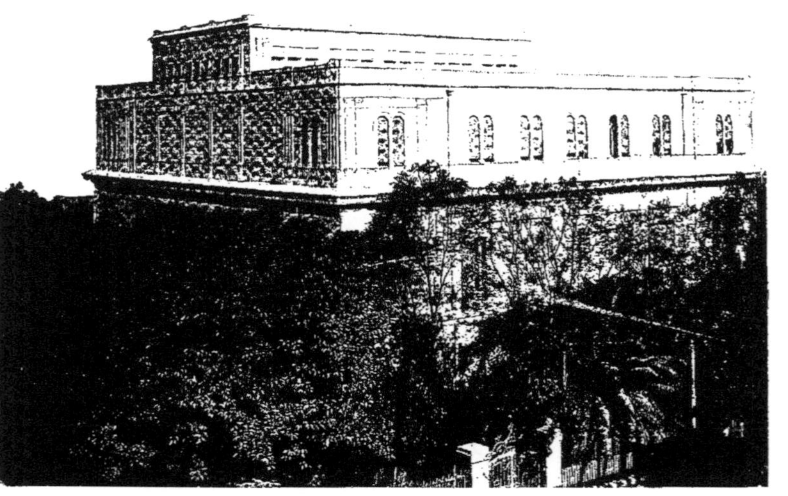

Palais des Sociétés françaises et Jardins
où eut lieu l'Exposition d'Hygiène de Tunis.

EXPOSITION D'HYGIÈNE
DE
TUNIS
1911

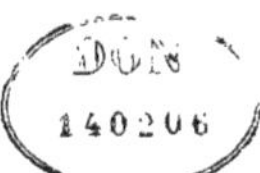

RAPPORT GÉNÉRAL

PAR

A. PLISSON

CONSEILLER DU COMMERCE EXTÉRIEUR DE LA FRANCE
SECRÉTAIRE GÉNÉRAL DE L'EXPOSITION D'HYGIÈNE DE TUNIS
RAPPORTEUR GÉNÉRAL

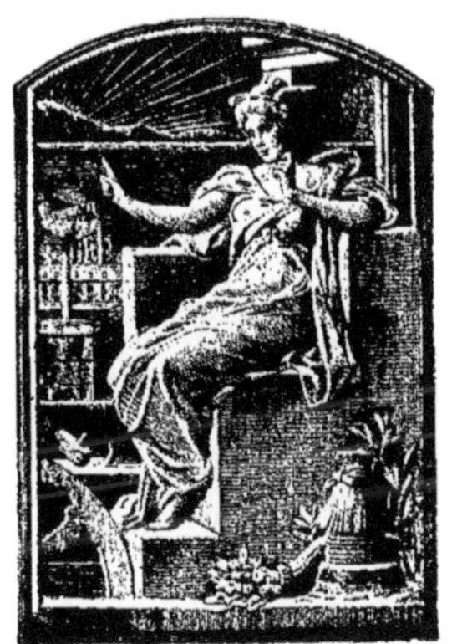

PARIS
COMITÉ FRANÇAIS DES EXPOSITIONS A L'ÉTRANGER
BOURSE DE COMMERCE : ANNEXE — 42, RUE DU LOUVRE

1912

EXPOSITION D'HYGIÈNE

DE TUNIS 1911

SOUS LE HAUT PATRONAGE

DE

Son Altesse le BEY

ET DE

M. ALAPETITE, *Résident Général de France*

SOUS LA PRÉSIDENCE D'HONNEUR

DE

MM. **Émile LOUBET,** ancien Président de la République.
A. BRIAND, Président du Conseil, Ministre de l'Intérieur.
PICHON, Ministre des Affaires Étrangères.
MOREL, Ministre des Colonies.
RAYNAUD, Ministre de l'Agriculture.
LAFFERRE, Ministre du Travail et de la Prévoyance Sociale.
Maurice FAURE, Ministre de l'Instruction Publique.
PUECH, Ministre des Travaux Publics.
Émile DUPONT, Président du Comité Français des Expositions à l'Étranger, Sénateur de l'Oise.
SAINT-GERMAIN, Sénateur d'Oran.

MEMBRES D'HONNEUR :

MM. ÉTIENNE, CLÉMENTEL, Députés, anciens Ministres.
ASTIER, BESNARD, CAUVIN, MASCURAUD, Gaston MENIER, PEDEBIDOU, Sénateurs.
Victor BORET, Félix CHAUTEMPS, Maurice COLIN, DALIMIER, DARIAC, DE DION, GIROD, Lucien HUBERT, TROUIN, VIOLLETTE, Députés.
Docteur ROUX, Directeur de l'Institut Pasteur.

COMITÉ FRANÇAIS DES EXPOSITIONS

A L'ÉTRANGER

(Reconnue d'utilité publique par Décret du 12 Juin 1901)

Réunion des Jurys et Comités des Expositions Universelles

(Fusionnés par Décret du 4 Mai 1903)

PRÉSIDENTS D'HONNEUR

(Anciens Ministres du Commerce.)

LOURTIES (V.), Sénateur.

LEBON (A.), ✻, ancien Député.

MARTY, ancien Député.

SIEGFRIED, O. ✻, Député.

MESUREUR, ancien Député.

BOUCHER (Henri), Sénateur.

DELOMBRE (P.), O. ✻, anc. Député.

MILLERAND (A.), Député, Ministre de la Guerre.

TROUILLOT (G.), Sénateur.

DUBIEF (F.), ancien Député.

DOUMERGUE (G.), Sénateur.

CRUPPI (Jean), ✻, Député, ancien Ministre de la Justice.

DUPUY (Jean), Sénateur, Ministre des Travaux publics.

MASSÉ (Alfred), Vice-Président de la Chambre des Députés.

COUYBA (Maurice), Sénateur.

***

PICARD (A.), G. C. ✻, Commissaire Général de l'Exposition Universelle de 1900, ancien Ministre de la Marine.

DERVILLÉ (S.), G. O. ✻, Directeur Général adjoint de l'Exploitation de l'Exposition Universelle de 1900; Commissaire Général de l'Exposition Internationale de Turin 1911.

MEMBRES D'HONNEUR

PREVET (Ch.), O. ✻, ancien Sénateur, Commissaire Général du Gouvernement français à l'Exposition de Barcelone, 1888.

KRANTZ (C.), O. ✻, ancien Député, Commissaire Général du Gouvernement français à l'Exposition de Chicago, 1893.

MONTHIERS (M.), C. ✻, Commissaire Général du Gouvernement français à l'Exposition de Bruxelles, 1897.

MUZET (A.), O. ✻, ancien Député, Commissaire Général de la Section française à l'Exposition d'Anvers, 1894.

MEMBRES D'HONNEUR (suite)

VIGER (A.), ✻, I. ✿, C. ✿, Sénateur, Président du Comité agricole et horticole français des Expositions Internationales, Président de la Section française de l'Exposition de l'Alcool à Vienne, 1904 et de l'Exposition hispano-française de Saragosse, 1908.

LAGRAVE (Michel), O. ✻, Commissaire Général de l'Exposition de Saint-Louis, 1904, Inspecteur Général honoraire de l'Enseignement technique.

GÉRALD (Géo), ✻, Député, Commissaire général adjoint de l'Exposition de Saint-Louis, 1904.

SAINT-GERMAIN, I. ✿, ✿, Sénateur, Président du Comité national des Expositions coloniales.

CHAPSAL (Fernand), G. O. ✻, Commissaire Général de l'Exposition Internationale de Liège, 1905 et de l'Exposition Internationale de Bruxelles, 1910.

JOZON (Marcel), C. ✻, Commissaire Général de l'Exposition Internationale de Milan, 1906.

RONSSIN (Adolphe-Ernest), O. ✻, Commissaire Général adjoint de l'Exposition Internationale de Milan, 1906.

BONNAT (Léon), G. C. ✻, Président du Comité permanent des Expositions françaises des Beaux-Arts à l'étranger.

MÉRILLON (Daniel), C. ✻, Président du Comité des Sports de France aux Expositions à l'étranger.

BAUDOUIN-BUGNET, ✻, Caissier payeur central du Trésor, Délégué du Ministère du Commerce et de l'Industrie à l'Exposition hispano-française de Saragosse, 1908.

BOUVARD (J.), G. O. ✻, I. ✿, C. ✿, Directeur honoraire des Services d'Architecture, Promenades et Plantations de la Ville de Paris, Président de la Section française aux Expositions Internationales de Buenos-Aires, 1910.

Vice-Présidents honoraires :

FAURÉ LE PAGE, O. ✻; BELLAN (Léopold), O. ✻, I. ✿; HETZEL (Jules), O. ✻, I. ✿.

Secrétaire honoraire : LAMAILLE (Georges), ✻, ✿.

Membres honoraires : HÉNON (Henri), O. ✻ ; LOREAU (Alfred), ✻, ✿, ✿ ; PERDOUX (Léon), O. ✻ ; TURPIN (Henri), O. ✻.

Bureau du Comité et Conseil de Direction

DU COMITÉ FRANÇAIS DES EXPOSITIONS A L'ÉTRANGER

1911

Président :

DUPONT (Emile), O. ✻, I. ✻, Sénateur.

Vice-Présidents :

PINARD (A.), C. ✻.
MAGUIN (A.), C. ✻, C. ✻.
MANAUT (Frédéric), ✻, ✻, Député.
NICLAUSSE (Jules), O. ✻, I. ✻.

Secrétaire Général :

SANDOZ (G.-Roger), O. ✻, I. ✻.

Trésorier :

KESTER (Gustave), C. ✻, ✻, ✻.

Secrétaires :

BOURGEOIS (Paul), ✻, ✻, ✻.
JEANSELME (Charles), O. ✻.
BOUILHET (André), ✻, ✻, ✻.
HARANT (Louis), O. ✻, I. ✻.

Secrétaire Archiviste :

HOLLANDE (Jean), O. ✻.

MEMBRES DU CONSEIL DE DIRECTION

LEGRAND (Charles), O. ✻, I. ✻, Président de la Commission de Propagande.
LAYUS (L.), C. ✻, I. ✻, O. ✻, Président de la Commission d'Initiative et d'Enquête.
PELLERIN DE LATOUCHE (DE), O. ✻, Président de la Commission des Fêtes et Réceptions.
HETZEL (Jules), O. ✻, I. ✻, Président de la Commission des Comptes et Publications.
AMSON (Georges), O. ✻.
ARBEL (Pierre), O. ✻, ✻, ✻.
AUCOC (Louis) fils, O. ✻.
BARBIER (Léon), O. ✻, Sénateur.
BELLAN (Léopold), O. ✻, I. ✻, O. ✻.
DAVID-MENNET (Arthur), O. ✻, ✻.
DONCKÈLE (Georges), O. ✻, I. ✻.
FAURE (Jean), O. ✻.
FERDINAND-DREYFUS, O. ✻, ✻, Sénateur.
JOURDAIN (Frantz), O. ✻, ✻, ✻.
LIGNON (Achille), ✻.
MASCURAUD (Alfred), O. ✻, I. ✻, Sénateur.
MENIER (Gaston), O. ✻, Sénateur.
PLACIDE-PELTEREAU, O. ✻.
RIVES (Gustave), C. ✻, I. ✻, C. ✻.
ROUSSELOT, ✻.
SAINT-GERMAIN (Marcel), I. ✻, ✻, Sénateur.
SARTIAUX (Eugène), O. ✻.
VIGER (Albert), ✻, I. ✻, C. ✻, Sénateur.

COMMISSION DE CONTROLE

GALLAND (Alexandre), ✻, ✻, O. ✻.
MOUILBAU (Jean), O. ✻, I. ✻, ✻.
WALTER, ✻, ✻.

Bibliothécaire :

DREYFUS-BING (P.), O. ✻, I. ❦, ♁.

Bibliothécaire adjoint :

CLARETIE (Léo), O. ✻, I. ❦.

Chef des Services techniques :

MONTARNAL (Joseph DE), ✻, ❦.

Chef des Services extérieurs :

CÈRE (Emile), O. ✻, I. ❦.

Secrétaire administratif :

BREVANS (E. DE), ✻, I. ❦, O. ♁.

Sous-Chef :

BAYLE (Paul), ❦.

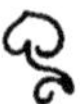

COMITÉ D'ORGANISATION

de l'Exposition d'Hygiène de Tunis

Président :

M. le Dr BEURNIER, Chirurgien Chef de Service à l'Hôpital Saint-Louis, Secrétaire de la Société nationale de Chirurgie, Membre de la Commission permanente des Eaux Minérales au Ministère de l'Intérieur.

Vice-Président :

M. le Dr Lucien GRAUX, de *La Gazette Médicale de Paris*, Membre de la Commission Permanente des Eaux Minérales au Ministère de l'Intérieur.

Secrétaires Généraux :

POUR LA FRANCE

M. Alfred PLISSON, Conseiller du Commerce extérieur, Rapporteur du Jury de la Classe Médecine et Chirurgie à l'Exposition de Londres 1908.

POUR LA TUNISIE

M. Paul LAMBERT, Membre de la Conférence Consultative et Président du Syndicat de la Presse tunisienne.

Trésorier :

M. Marcel TRÈVES, industriel.

Directeur Délégué :

M. René LETOURNEUR, Avocat-Conseil au Ministère de l'Agriculture.

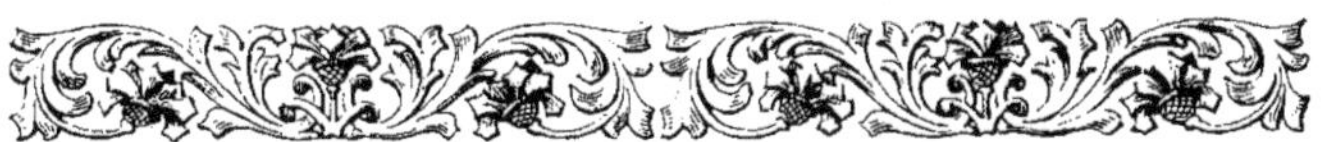

PRÉFACE

Une Exposition d'Hygiène ayant eu lieu à Tunis, en avril 1911, le Comité d'organisation nous a fait l'honneur de nous confier les fonctions de Rapporteur général.

Avant d'étudier les résultats de cette manifestation économique, nous tenons à être ici l'interprète de ceux qui y ont participé, pour adresser nos sincères remerciements aux Membres des Comités d'initiative et de patronage.

Sans avoir eu un retentissement aussi considérable que celui d'Expositions comme Londres ou Bruxelles, celle de Tunis a néanmoins été des plus favorables à l'influence prédominante de la France dans cette belle contrée africaine.

En étendant son protectorat sur la Tunisie, notre pays avait accepté par avance la responsabilité d'une entreprise semée de difficultés considérables.

Aujourd'hui, après trente années de régime, on peut en constater et en apprécier les heureux résultats.

Depuis que le traité du Bardo (12 mai 1881) a placé la Tunisie sous le protectorat de la France, les principales préoccupations de notre Administration ont été de rendre à ce pays une prospérité et une richesse qu'il avait déjà connues à une époque, encore plus ancienne, mais dont il n'avait conservé que le souvenir.

Le Gouvernement local de 1869 avait donné la preuve d'une incapacité toujours dangereuse.

Une anarchie déplorable avait désorganisé les services publics, les finances étaient livrées au gaspillage et les impôts les plus lourds accablaient ceux qui, précisément, avaient le moins de facilités pour les acquitter; des bandes de pillards, les seules organisées, faisaient d'incessantes incursions sur notre frontière algérienne, menaçant journellement la sécurité de nos colons, tout autant dans leur personne que dans leurs propriétés.

Le Gouvernement français réclamait et acceptait la mission de remplacer l'anarchie par une direction et une administration. Tout en respectant l'autonomie de la Tunisie et de ses nationaux, la France voulait rétablir l'ordre dans les finances et l'administration; en même temps, elle veillerait à la sécurité des personnes et des biens.

Qui, aujourd'hui, pourrait prétendre sérieusement que le Gouvernement de la République a manqué d'énergie ou d'initiative, pour accomplir cette lourde tâche?

Les hommes les plus éminents ont mis au service de la meilleure des entreprises des qualités remarquables et un dévouement sans défaillance.

Nous pouvons dire que, grâce à leur persévérante énergie, grâce à la collaboration éclairée de fonctionnaires dévoués, la France a rendu à la Tunisie sa fertilité et sa richesse.

L'œuvre accomplie depuis trente ans est considérable, et la réputation justement méritée de notre Résident Général actuel, l'honorable M. Alapetite, est une des meilleures garanties que nous puissions avoir pour les progrès de notre Administration.

Il n'est pas de meilleur résumé des résultats obtenus par notre protectorat et des sentiments qui lient nos deux pays que le toast prononcé par M. le Président de la République et la réponse de S. A. le Bey, au dîner offert au Palais de l'Elysée en l'honneur de S. A. le Bey, lors de son voyage à Paris.

Nous pensons intéressant de les reproduire.

Le Président de la République porta le toast suivant :

Je suis heureux de saluer à Paris le Souverain d'un pays uni depuis plus de trente années à la France par des liens que rendent chaque jour plus étroits une mutuelle confiance, une estime réciproque et l'exercice éclairé d'un protectorat qui satisfait à tous les intérêts.

L'accueil que Votre Altesse a trouvé dans notre capitale lui a montré de quels sentiments est animée à l'égard de la Tunisie la nation française. Le gouvernement de la République, qui poursuit sa tâche de guider dans les voies du progrès les musulmans de l'Afrique du Nord, sait qu'il peut compter sur le concours loyal et clairvoyant de Votre Altesse.

Au cours d'un voyage dont je garde un vivant souvenir, j'ai pu, l'an dernier, apprécier les résultats d'une collaboration à laquelle est dû l'admirable éclat du rapide essor de la Régence. Partout, j'ai rencontré des populations dont les manifestations d'attachement et de reconnaissance ont touché mon cœur.

Comment les oublierais-je, et comment le pays n'y serait-il pas sensible, quand nous voyons les enfants de la Tunisie se battre vaillamment, sous nos drapeaux, à l'heure où nous sommes, pour la cause de la France et de la civilisation.

Je lève mon verre à la santé de son Altesse le Bey Mohamed en Naceur et à la prospérité de la Tunisie.

S. A. le Bey répondit en ces termes au toast du Président de la République :

MONSIEUR LE PRÉSIDENT DE LA RÉPUBLIQUE,

L'accueil que j'ai reçu dans la capitale de la France et le langage que vous venez de tenir renforcent dans mon cœur les sentiments d'admiration et de gratitude que j'ai toujours éprouvés pour votre noble nation. Je ne connaissais, jusqu'à ce jour, de la France, que la puissance de ses armes et l'éclat de son génie civilisateur. Je puis maintenant louer la séduction de son ciel, la beauté de ses monuments et la courtoise hospitalité de ses habitants. Je comprends mieux encore quelle place la France, unissant tant de grâce et tant de force, doit tenir dans le monde.

Je sais moi-même quelle est sa générosité et mes sujets connaissent sa sollicitude. Les témoignages que la France leur en a donnés depuis mon accession au trône, la diffusion de l'enseignement, le développement des œuvres d'assistance et de prévoyance les ont conquis et les ont fermement attachés au Gouvernement du Protectorat. Je suis heureux, en déclarant que leur fidélité m'est acquise, de vous donner l'assurance que mes sentiments personnels vous seront le plus sûr garant de leur loyalisme.

Je forme les vœux les plus ardents pour le bonheur de M. le Président de la République et la prospérité de la France.

Quant à l'Exposition d'Hygiène, elle a eu un succès dont l'avenir démontrera bientôt la valeur. Les organisateurs ont trouvé auprès des personnalités scientifiques et des pouvoirs publics une bienveillante collaboration qui a continué à aplanir les difficultés qu'un semblable projet rencontre toujours.

En adressant nos sincères remerciements aux personnalités éminentes qui ont secondé nos efforts à Tunis, nous sommes persuadés d'être l'interprète de tous les exposants.

Nous avons la certitude de ne pas avoir fait une œuvre inutile.

La présence à Tunis de M. le Président Fallières, entouré des Ministres et d'hommes d'Etat éminents, a été, pour notre Exposition d'Hygiène, une heureuse coïncidence, et sa visite officielle à notre Exposition nous a convaincu que toutes les entreprises capables d'aider au rayonnement de la France en Tunisie sont assurées de trouver un accueil favorable, surtout auprès des premiers magistrats que la confiance de la France appelle à la représenter avec autorité et dignité.

Dans ce travail, nous aurons l'occasion de parler plus en détail de la visite que M. le Président de la République a bien voulu faire à l'Exposition d'Hygiène; nous dirons aussi la sympathie que notre projet a rencontrée auprès de M. Alapetite, notre distingué Résident Général à Tunis, et la collaboration que notre vaillante Association, le Comité français des Expositions à l'Etranger, et son dévoué Président, M. le Sénateur Emile Dupont, ont bien voulu donner à notre œuvre.

En versant les bénéfices que l'Exposition de Tunis a produits à des œuvres d'assistance tunisiennes, nous avons eu la satisfaction d'aider ces œuvres admirables de dévouement et d'abnégation, que la France a constamment placées au premier rang de ses préoccupations; nous avons respecté une tradition à laquelle demeurent toujours fidèles ceux qui éprouvent une légitime fierté de l'amour qu'inspire aux autres peuples la générosité des sentiments français.

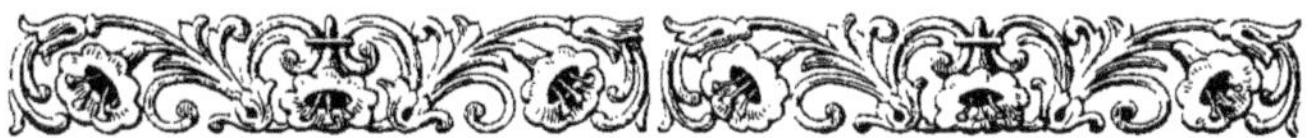

PREMIÈRE PARTIE

Résumé historique de l'Œuvre accomplie par la France EN TUNISIE

Situation budgétaire. — Démographie. — Situation économique.
Instruction publique et divers. — Assistance publique et Hygiène.
Hôpitaux et Assistance médicale.
Stations thermales et climatiques de Tunisie.

Nous ne saurions, dans une étude aussi courte que celle que comporte le présent Rapport, examiner en détail toutes les réformes qui ont été accomplies en Tunisie depuis que le Gouvernement français a la responsabilité de son administration.

Néanmoins, en établissant une rapide comparaison entre l'état de ce pays en 1884 et sa situation actuelle, nous pensons rendre service à ceux de nos collègues qui sont désireux de se documenter sur les ressources qu'offre la Tunisie à notre expansion commerciale.

Situation budgétaire. — La Tunisie a toujours eu son indépendance budgétaire, et, sous un contrôle à vues larges, la création et le libre aménagement de ses ressources, l'appréciation des dépenses nécessaires.

Sur 27 exercices, 2 seulement et déjà anciens, 1887-1888, et 1888-1889, se règlent en déficit, tous les autres ont laissé d'importants excédents de recettes qui, pour plusieurs, ont atteint jusqu'au quart du budget.

Tels sont les résultats de la gestion financière du Protectorat.

En 1884, il n'y avait pas de budget. On ne saurait en effet donner ce nom à une liste de dépenses qui se présentait sans la contre-partie précise des recettes assurées. Les dettes résultant de la prodigalité du Bey, des malversations de ses Ministres, malgré l'établissement de la Commission financière, s'élevaient encore à 143 millions.

L'histoire financière de la Tunisie depuis 1884 peut être facilement suivie d'année en année sur les budgets publiés par la Direction des finances.

De 1885 à 1896, le budget passe de 18 à 24 millions, mais après des alternatives de hausse et de baisse et sans présenter un caractère de stabilité.

De 1896 à 1904, les recettes s'élèvent de 24 à 38 millions; elles accusent une progression constante, témoignant d'un développement continu.

En 1911, le total du budget des recettes est de 108 millions 830.000 francs. (Les recettes sur ressources ordinaires ont été prévues pour 51 millions 958.000 francs.)

Démographie. — En dehors de sa population naturelle, la Tunisie compte une population d'émigrés et de colons très importante. Quoique placée sous le protectorat de la France, ce n'est pas dans notre pays que la Tunisie recrute la majorité de sa population d'origine européenne.

Cependant, depuis 1881, le peuplement français a fait de grands progrès. Notamment en ces dernières années, le nombre de nos nationaux qui vont en Tunisie, soit comme touristes, soit comme colons, est très supérieur à celui que nous offrent les statistiques antérieures à 1905.

L'immigration italienne, plus particulièrement sicilienne, qui est beaucoup plus considérable que celle de nos nationaux, s'explique naturellement par des raisons économiques. Les Siciliens, on l'a démontré bien souvent, sont dans leur pays extrêmement misérables. Malgré le labeur le plus rude et le plus persévérant, ils n'ont pour ainsi dire aucune chance de devenir propriétaires ni d'arriver à une certaine aisance. D'autre part, ils sont très prolifiques, et l'émigration pour un grand nombre devient une impérieuse nécessité. La proximité de la Tunisie attire vers la Régence la majorité des émigrés siciliens, qui retrouvent là non seulement des compatriotes, mais souvent des parents et des amis.

En 1881, la Colonie française en Tunisie était de			708 personnes.
En 1910,	»	»	42.410 »
En 1881, la Colonie italienne	»	»	11.000 »
En 1910,	»	»	107.905 »

Situation économique. — Le commerce spécial de la Tunisie a atteint de :

1886 à 1890 une moyenne annuelle de..........			58.788.867 francs.
1891 à 1895	»	»	77.156.752 »
1896 à 1900	»	»	95.701.568 »
1901 à 1905	»	»	138.384.275 »
1906 à 1910	»	»	225.898.382 »

Ces chiffres comprennent à la fois les importations et les exportations. Pour les unes et pour les autres la progression est considérable, ainsi que le démontrent les chiffres suivants :

ANNÉES	VALEUR EN FRANCS	
	IMPORTATIONS	EXPORTATIONS
1886-1890	29.890.662	28.898.205
1891-1895	40.407.858	36.748.894
1896-1900	54.215.770	41.485.798
1901-1905	79.121.337	58.262.937
1906	89.349.456	80.595.121
1907	102.860.220	103.361.060
1908	123.028.142	94.155.005
1909	114.446.768	109.166.035
1910	105.497.298	120.401.084

Les exportations sont demeurées, jusqu'en 1907, inférieures aux importations. Elles les ont maintenant dépassées, malgré qu'elles soient depuis trois ans en décroissance continue. Cette baisse est due surtout au déficit que la récolte des céréales a subi ces années dernières en France, de même qu'en Tunisie, mais à un degré beaucoup plus sensible encore. L'importance des achats de blés, d'orges, de maïs, en grains et en farines, que la Régence effectue dans la Métropole s'en est naturellement ressentie.

Les deux tableaux suivants montrent le développement du commerce des principaux pays avec la Tunisie pendant les dix dernières années.

Commerce extérieur — IMPORTATIONS

PAYS	1901	1902	1903	1904	1905	1906	1907	1908	1909	1910
	Francs	Fr.	Fr.	Fr.	Fr.	Fr.	Fr.	Fr.	Fr.	Fr.
France	37.512.203	41.108.947	42.127.145	46.420.289	47.903.076	52.916.119	62.032.058	68.788.560	69.380.382	59.254.925
Algérie	2.281.795	3.655.759	3.984.695	6.545.575	8.798.263	5.768.919	6.870.416	16.414.238	9.364.680	12.360.430
Italie	4.912.239	5.185.988	5.470.505	5.910.916	5.385.058	4.896.017	6 107.958	6.269.436	5.417.784	5.873.792
Malte	262.357	255.988	216.725	208.915	229.684	175.838	233.616	334.352	248.363	203.817
Angleterre	7.824.005	7.403.852	9.181.070	8.349.425	7.670.501	8.842.560	9.760.502	9.963.824	9.369.809	11 014.672
Autres pays	11.889.868	15.361.655	18.632.737	15.949.317	20.968.036	16.750.003	17.855.670	21.257.732	20.665.750	16.789.662
Totaux	64.682.567	72.972.189	83.612.877	83.384.437	90.954.618	89.349.456	102.860.220	123.028.142	114.446.768	105 497.298

Commerce extérieur — EXPORTATIONS

PAYS	1901	1902	1903	1904	1905	1906	1907	1908	1909	1910
	Francs	Fr.	Fr.	Fr.	Fr.	Fr.	Fr.	Fr.	Fr.	Fr.
France	17.839.365	20.435.060	41.819.312	41.769 519	24.632.888	41.200.202	51.239.690	42.143.189	50.279.918	59.378.908
Algérie	3.528.208	4.434.283	7.420.972	7.935.157	6.741.184	5.117.723	5.523.874	4.643.353	4.678.960	6.329.790
Italie	6.371.127	5.642.854	6.304.657	9.141.575	9.886.396	14.853.105	17.345.782	19.283.675	18.743.888	21.981.345
Malte	2.168.084	2 404.583	1.578.439	1.388.108	1.669.440	1.761.494	1.769.135	2.180.374	1.173.203	1.443.147
Angleterre	5.016.328	5.704.350	6.972.145	8.247.111	6.713.200	9.294.152	15.265.958	10.383.543	16.769.869	10.779.243
Autres pays	4 204.435	6.307.799	7.303.118	8.350.317	8.630.409	8.368.445	12.216.621	15.520.871	17.520.197	20.488.651
Totaux	39.127.547	44.928.929	71.398.643	76.831.787	58.276.577	80.595.121	103.361.060	94.155.005	109.166.035	120.401 084

Telle est, esquissée à grands traits, la situation commerciale de la Régence.

Elle prospère chaque année et elle apparaît comme satisfaisante.

Malgré son long passé, la Tunisie est un pays neuf, en ce sens qu'elle n'est venue que récemment à la vie moderne. Tirant toutes ses ressources de l'agriculture, n'ayant pour ainsi dire pas d'industrie, elle doit nécessairement s'approvisionner au dehors de la plupart des objets manufacturés et aussi faire d'importants achats pour constituer son outillage économique. Mais cet outillage est déjà et sera de plus en plus productif.

Instruction publique et divers. — Si l'on considère l'œuvre du Protectorat dans la Régence, on est émerveillé des résultats obtenus.

Aucune branche de la civilisation n'a été délaissée par le Gouvernement français.

L'instruction publique, la justice, l'agriculture, les postes, le télégraphe, les travaux publics, les beaux-arts, etc., ont été l'objet de son attention et ont subi une rénovation infiniment profitable à la prospérité de la Tunisie.

Si nous voulions étudier pour chacun de ces chapitres les réformes qui y ont été introduites par notre protectorat et les bienfaits qui en sont résultés pour la population et la civilisation, il faudrait donner à notre travail un développement beaucoup plus important que celui qu'il comporte.

Nous sommes donc obligé de signaler seulement qu'ici comme partout ailleurs, l'œuvre de la France a été féconde en heureux résultats.

Cependant, étant donné le caractère de l'Exposition dont nous sommes le rapporteur, nous avons jugé nécessaire d'étudier, avec plus de détails, l'assistance publique et l'hygiène en Tunisie.

Assistance publique et Hygiène. — Ce n'est que par un décret du 26 mai 1897 que fut organisée, en Tunisie, la Direction de la Santé publique.

Avant cette date, le Gouvernement du Protectorat n'avait guère pris de mesures qu'en vue de la police sanitaire et afin d'écarter le danger épidémique que fait courir annuellement le retour du pèlerinage de La Mecque.

Cependant, il avait été appelé à réglementer l'exercice de la médecine, de la pharmacie, l'art des accouchements, et à constituer un Conseil central d'hygiène publique et de salubrité dans le but d'assurer l'assainissement des centres de la population.

L'assistance publique en Tunisie se présente sous deux formes distinctes :

1° L'assistance médicale (hospitalisation, soins médicaux), presque entièrement à la charge de l'Etat;

2° L'assistance des indigents, assurée par des Sociétés d'assistance due à l'initiative ou à la charité privée, mais fonctionnant principalement avec le concours pécuniaire de l'Etat.

Le budget ne contribue pas à l'assistance des indigents, *sujets tunisiens*. Ceux-ci sont secourus par des institutions différentes, suivant la religion à laquelle ils appartiennent :

1° Pour les Israélites, il existe des Comités de bienfaisance qui perçoivent des taxes volontaires spéciales, notamment sur la viande « cachir ». Ceux-ci patronnent à leur tour des Sociétés de secours mutuels et de secours matrimoniaux. Un hôpital spécial a été organisé à Tunis et il est entretenu par des subventions.

2° Pour les Musulmans, l'œuvre d'assistance rentre dans les attributions de l'Administration des habous, qui, sur les revenus des fondations pieuses, entretient des hôpitaux (Tunis, Sousse, Nabeul), un asile « La Tekia », subventionne des infirmeries, dispensaires (Kairouan, Medjez-el-Bab, Zaghouan); distribue des secours à domicile. Il est complété par les nombreuses zaouias, où les voyageurs et les indigents reçoivent indistinctement l'hospitalité.

Assistance médicale. — Le service hospitalier est assuré diversement, suivant qu'il s'agit de Tunis ou de l'intérieur du pays, ou encore suivant qu'il s'agit des Français, des Italiens, des Musulmans ou des Israélites.

a) TUNIS

1° Pour les Français, depuis novembre 1898, l'hospitalisation a lieu à l'hôpital civil de Tunis. Cet établissement, très bien aménagé, comprend six pavillons de malades et un pavillon d'aliénés. Il contient 240 lits et reçoit dans ses salles communes les malades français des deux sexes, à l'exclusion des vieillards et des incurables.

Doté de la personnalité civile par décret du 17 juillet 1899, l'hôpital français de Tunis a un budget annuel de 215.000 francs environ. Il y est pourvu au moyen d'une subvention de l'État de 175.000 fr., à laquelle vient s'ajouter le produit des frais de traitement des malades payants. Il est placé sous la surveillance d'une Commission administrative dont le Secrétaire général adjoint du Gouvernement tunisien est président.

2° Pour les Italiens, l'hospitalisation se fait à l' « Hôpital colonial italien », qui contient 200 lits.

Cet établissement fonctionne au moyen d'une subvention du Gouvernement italien et du produit de souscriptions. Il est géré par un Conseil d'administration présidé par le Consul général d'Italie.

Notons que les sujets anglo-maltais sont traités à l'hôpital colonial italien, en exécution d'une convention passée entre le Consulat général d'Angleterre et cet établissement, et que les indigents des autres nationalités sont admis à l'hôpital civil français. Quelques puissances remboursent les frais occasionnés par leurs nationaux.

3° Pour les Musulmans, l'hospitalisation s'effectue à l'hôpital Sadiki.

De création relativement récente, dû aux subsides de l'Administration des habous, qui subvient à son entretien, l'hôpital Sadiki est une des œuvres les plus remarquables de la Tunisie. On ne saurait louer assez son organisation médicale et la remarquable tenue de ses services particulièrement appréciés de la population musulmane.

En dehors du personnel médical qui comprend : un médecin-chef français, un médecin adjoint indigène, une femme docteur en médecine et quatre internes français, il est à noter que le service de l'hôpital Sadiki est entièrement effectué par des indigènes, à l'exception d'une seule infirmière française.

L'hôpital Sadiki reçoit les malades de tout sexe de la population musulmane. Il comprend 250 lits pour un budget de 250.000 francs environ.

4° L'hospitalisation des Israélites est assurée par l' « Hôpital israélite ». Cet établissement a été fondé en 1895 par une Société privée autorisée par le Gouvernement. Il contient une centaine de lits et ne fonctionne qu'à l'aide de souscriptions. Le service est fait gratuitement par les médecins israélites de Tunis.

b) EN DEHORS DE TUNIS

En dehors de Tunis, il n'existe qu'un petit nombre d'établissements hospitaliers.

A Sousse, un hôpital arabe d'une cinquantaine de lits est régi et alimenté par l'Administration des habous.

A Nabeul, un petit hôpital-dispensaire contient une dizaine de lits. Bien aménagé, il est dû à l'initiative de M. le Dr Brunswic Le Bihan, qui a obtenu le concours de la Municipalité, des habous et de l'Etat.

A Kairouan et à Sfax, on trouve une infirmerie-dispensaire de même modèle.

A Ferryville, une infirmerie de 15 lits a pu être installée, grâce à une subvention de l'Etat.

A Medjez-el-Bab, les agriculteurs français ont créé une infirmerie-dispensaire de 20 lits, grâce à l'appui du Gouvernement et des habous.

Il faut également tenir compte de l'organisation du service de santé militaire. Dans toutes les villes où il existe des hôpitaux militaires (Sousse, Sfax, Kairouan, Gabès, Gafsa, Le Kef, Aïn-Draham, Sidi-Abdallah), les malades indigents sont recueillis dans ces établissements à la demande des contrôleurs civils et moyennant le remboursement par le Gouvernement des frais de traitement.

A Bizerte, un pavillon spécial de l'hôpital qui vient d'être construit a été réservé aux malades civils.

Assistance médicale en dehors des hôpitaux. — L'assistance médicale en dehors des hôpitaux est assurée à Tunis par des services de consultations fonctionnant dans les divers hôpitaux et par un dispensaire international administré par la Société française de bienfaisance de Tunis.

Un dispensaire international fonctionne à Bizerte sous la surveillance de la Société française de bienfaisance locale.

Dans les localités non érigées en communes ou trop pauvres, les soins médicaux sont assurés par des dispensaires dits de contrôle civil, où les malades indigents de toutes nationalités reçoivent soins et médicaments.

Signalons encore le dévouement de la Société française de Tunis, les services que rendent les institutions dont elle assure la gestion : enfants assistés, fourneau économique, vieillards et incurables, enfants en bas âge, dispensaire international.

Cette Société, quoique la plus importante, n'est pas la seule qui existe en Tunisie; Sousse, Sfax, La Goulette, Bizerte, Kairouan ont organisé une Société française de bienfaisance. Ces institutions reçoivent une subvention annuelle qui les aide dans leur œuvre d'assistance.

La Croix-Rouge française à Tunis. — Une section de la Société française de Secours aux Blessés militaires fonctionne en Tunisie, sous la présidence de M. le comte Ed. de Warren.

Un dispensaire-école a été créé à Tunis, où sont soignées toutes les blessures ou maladies qui n'exigent pas l'hospitalisation. Les malades sont aussi soignés chez eux par les médecins et les infirmières, celles-ci des dames et des jeunes filles instruites et formées par la Société elle-même.

Le dispensaire, ouvert le 16 décembre 1909, a donné 5.058 consultations ou pansements. Le total des secours médicaux donnés en six mois est de 15.518.

Les Musulmans représentent plus des deux tiers des personnes secourues.

Sur la demande des colons, la Société étudie l'organisation de petits dispensaires dans la Régence.

Nous ne saurions entrer dans de plus grands détails. Nous avons tenu à signaler l'importance des établissements et œuvres d'assistance établis en Tunisie.

Les renseignements que nous donnons, et qui ont été puisés à bonne source, prouvent que, partout, la lutte contre les épidémies et les maladies est organisée dans la Régence.

La pratique des vaccinations est assez répandue, et elle se fait dans de bonnes conditions, grâce à l'Institut Pasteur de Tunis. Au cours de ce rapport, en rendant compte des exposants de la Classe 1 (hygiène générale), nous tiendrons à signaler les éminents services rendus par l'Institut Pasteur de Tunis et la Municipalité de Tunis, et nous étudierons longuement leurs travaux et leurs résultats si remarquables.

Les Stations thermales et climatiques en Tunisie. — A notre époque moderne, la Tunisie tend à devenir, comme à l'époque des Romains, un lieu privilégié pour les stations thermales.

Les Comités d'Hivernage ont compris, avec une rare compétence, quel merveilleux champ d'action leur offrait la Tunisie, et nous devons constater qu'ils contribuent pour une large part à assurer le succès définitif de l'œuvre entreprise par la France.

Le Comité d'Hivernage de Tunis et de la Tunisie, comme l'Office tunisien d'Hivernage et de Colonisation, favorisent avec intelligence et dévouement la colonisation française de la Tunisie.

Ils s'appliquent à rendre vraie la prophétie de ceux qui ont prédit « de nouveaux beaux jours à ces sites sélectionnés par l'ancienne colonie romaine »; ils ont entrepris de montrer combien avaient raison ceux qui ne « doutaient pas que dans un avenir prochain des villas, des cottages, des chalets viendraient bientôt orner de leur élégante architecture moderne le pittoresque cadre des futures stations balnéaires, où ceux qui cherchent le soulagement de leurs souffrances trouveraient, en même temps que la santé, le confort, les commodités et les distractions de la vie européenne ».

Parmi les éléments de richesses merveilleuses qu'offre la Tunisie, il convient en effet de citer la quantité d'eaux minérales et thermales qu'on y rencontre à chaque instant.

Ces eaux ont de précieuses qualités thérapeutiques, et leurs propriétés multiples conviennent à la plupart des infirmités. Peu de contrées, même d'une étendue considérable, sont pourvues d'une plus grande profusion d'eaux minérales, aussi abondantes que variées.

Depuis peu d'années, environ depuis 1903, elles sont utilisées par les Européens, qui viennent faire en Tunisie des stations d'eau à des époques de l'année où les eaux similaires en Europe ne peuvent pas être employées.

La Tunisie n'est donc pas seulement une splendide et attrayante station d'hivernage, elle offre aussi, et à la même époque, les ressources si appréciables de nos grandes stations thermales françaises.

Les différentes sources que l'on y rencontre sont thermales, en majeure partie chlorurées sodiques.

Cette richesse n'est pas encore exploitée comme elle le mérite, mais les Européens, instruits des qualités réelles des eaux tunisiennes, viennent chaque année en plus grand nombre demander la guérison à ces eaux minéro-thermales, dont l'efficacité est réputée depuis des siècles dans tout le nord de l'Afrique.

Dans la mise en valeur de ce riche domaine, l'initiative française a montré les puissantes ressources dont elle est capable.

En effet, jusqu'en ces dernières années, les nombreuses sources minérales que possède la Tunisie n'étaient utilisées que par la thérapeutique indigène.

Dans un remarquable travail sur « les eaux minérales et thermales de la Tunisie », le Dr A. Loir, qui fut Commissaire du Gouvernement tunisien à l'Exposition de 1900, a fait un tableau frappant de l'état lamentable dans lequel étaient tombés les établissements thermaux.

« De rares fois, écrivait-il, en 1900, sur les ruines de pompeux édifices, on voit une sorte de construction pesante, de forme rectangulaire, blanchie à la chaux, bâtiment primitif, dont souvent le délabrement moderne frise avec la vétusté grandiose du passé. C'est un Hammam bâti par les Arabes. Maintes fois, une Koubba se trouve à proximité ou surmonte l'édicule, et la ferveur musulmane attribue à la puissance miraculeuse du marabout vénéré, dont les restes sont ensevelis sous la coupole blanche, l'efficacité des eaux pour la guérison des maladies.

» A l'intérieur de ces lamentables monuments qui, la plupart du temps, ne sont même pas sous la surveillance d'un gardien, on trouve une salle pavée de dalles mal jointes, aux murailles tapissées de toiles d'araignées, percées de meurtrières, repaire de toute une gent de chauves-souris, de couleuvres, de scolopendres et de cafards. Les Arabes eux-mêmes, qui viennent demander l'influence bienfaisante de ces eaux, se déshabillent en plein air et vont directement se plonger dans la piscine, dont un Européen refuserait certainement de s'approcher, vu l'incurie des lieux et parfois l'abord difficile. »

Comme on le voit, ce tableau n'avait rien d'engageant, mais si nous le comparons avec celui qu'on peut faire aujourd'hui, nous sommes obligés d'avouer toute l'admiration que nous inspire l'œuvre accomplie ces dernières années et dont l'honneur revient au Service des mines, aux Comités d'hivernage et, ne l'oublions pas, aux capitaux français, qui ont trouvé une utilisation intéressante et féconde dans la mise en valeur des sources thermales tunisiennes; souvent une direction éclairée préside à l'aménagement des thermes et a déjà entrepris de rendre à ces sources la splendeur qu'elles eurent à l'époque où la Tunisie était appelée « la perle des colonies romaines et où, disait-on, on n'y mourait que de vieillesse ».

Parmi les dernières initiatives, nous tenons à faire une mention toute spéciale pour l'œuvre de rénovation qu'a entreprise M. Letourneur, à Carthage. Il est évident que ce centre, par sa situation géographique, par la tempérie des climats, la pureté de l'air qu'on y respire, offre tous les avantages pour faire une station climatique et thermale. Une Société d'étude vient de se constituer, et si son programme se réalise, Carthage renaîtra de ses cendres.

Il résulte de cette rapide étude que si, au point de vue de l'hygiène générale, des services d'assistance, des hôpitaux, des stations climatiques et thermales de la Tunisie, on doit louer sans réserve le Gouvernement de la Régence d'en avoir fait sa principale préoccupation et l'objet de sa constante sollicitude, il reste cependant beaucoup à faire encore.

Il n'est pas douteux que l'Exposition d'Hygiène aidera la réalisation prochaine de réformes qui sont demandées et qui ne peuvent que servir utilement la cause de la popularité de la France dans la Régence.

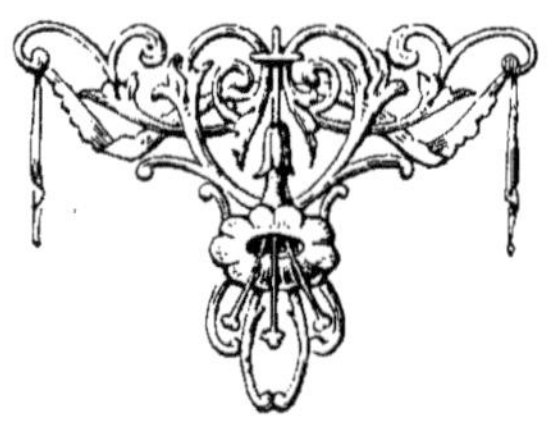

DEUXIÈME PARTIE

Exposition d'Hygiène de Tunis

CHAPITRE PREMIER

Son But

L'Exposition d'Hygiène de Tunis (1911) avait pour but de faire connaître dans ce pays encore neuf les progrès que l'hygiène sanitaire a réalisés depuis quelques années. En outre, nos eaux minérales, qui sont « un des joyaux » de la France, nos produits pharmaceutiques, nos produits alimentaires, destinés à l'exportation dans les colonies, devaient trouver, dans cette Exposition, une nouvelle occasion de faire apprécier leurs qualités et leur efficacité.

L'initiative de cette Exposition appartient à M. le Sénateur Saint-Germain, Président du Comité National des Expositions coloniales. Il trouva en la personne de M. le Dr Beurnier un collaborateur d'autant plus précieux que cette adhésion était suffisante pour décider un grand nombre de personnalités scientifiques et industrielles à participer à l'Exposition projetée.

M. le Dr Beurnier, par sa situation scientifique, sa qualité de chirurgien de l'hôpital Saint-Louis, de Membre de la Commission permanente des Eaux minérales au Ministère de l'Intérieur, est une des personnalités les plus respectées du monde médical. Les Expositions internationales lui sont apparues comme un merveilleux agent d'émulation et de progrès scientifiques. Aux Expositions de Milan 1906, Londres 1908, Bruxelles 1910, il assuma la tâche, toujours délicate, d'organiser le groupe de l'hygiène. Les qualités supérieures dont il donna la preuve, en ces circonstances, procurèrent à ce groupe un succès infiniment profitable à la science et à l'industrie françaises.

Ce sont là les principales raisons pour lesquelles la collaboration de M. le Dr Beurnier était une garantie de succès pour l'Exposition d'Hygiène de Tunis.

Un Comité d'organisation fut alors constitué, il comprenait ceux des collaborateurs du Dr Beurnier qui, dans de précédentes Expositions, lui avaient prêté le meilleur appui. C'est ainsi que MM. le Dr Lucien Graux, A. Plisson, secrétaire rapporteur de la Classe médecine-chirurgie à Londres et secrétaire de cette classe à Bruxelles, Corbeil, rapporteur de la Classe hygiène à Londres et Président de cette classe à Bruxelles, ainsi que MM. Letourneur, Trèves et Paul Lambert, Président du Syndicat de la Presse tunisienne, furent parmi les premiers qui firent les démarches nécessaires pour faire aboutir le projet de l'Exposition.

Tous étaient guidés par le sentiment supérieur de faire connaître les produits français en Tunisie, et n'eurent à aucun moment l'idée de faire de l'Exposition une source de revenus financiers, puisque, dès le début, il fut décidé que, s'il y avait un excédent de recettes, cet excédent serait donné aux œuvres de bienfaisance tunisiennes.

Un projet fut alors établi, il délimitait le cadre de l'Exposition et ne fut définitivement adopté que lorsqu'il fut bien démontré que la future Exposition offrait le maximum d'intérêt et de garantie sérieuse aux personnes dont les organisateurs se proposaient d'obtenir le concours.

CHAPITRE II

Comité de Patronage

Comme dans toutes les Expositions, il était nécessaire de constituer, pour celle d'Hygiène de Tunis, un Comité de patronage. Les organisateurs voulaient que celui-ci fût composé des personnalités les plus dignes de donner à l'œuvre entreprise le caractère d'une manifestation de l'intérêt que la France porte à la Tunisie et à sa régénération.

L'Exposition eut l'honneur d'être placée sous le patronage des plus hautes personnalités. Le Comité qui se portait garant de son utilité était ainsi composé :

COMITÉ DE PATRONAGE

Sous le Haut Patronage de S. A. le Bey
et de M. Alapetite, Résident Général de France en Tunisie,

Et la Présidence d'Honneur de :

MM. Emile Loubet, ancien Président de la République.
A. Briand, Président du Conseil, Ministre de l'Intérieur.
Pichon, Sénateur, Ministre des Affaires étrangères.
Morel, Ministre des Colonies.
Raynaud, Ministre de l'Agriculture.
Lafferre, Ministre du Travail et de la Prévoyance sociale.
Maurice Faure, Ministre de l'Instruction publique.
Puech, Ministre des Travaux publics.
Emile Dupont, Sénateur, Président du Comité français des Expositions à l'Etranger.

Membres d'honneur :

MM. Etienne, Clémentel, Députés, anciens Ministres; Astier, Besnard, Cauvin, Mascuraud, Gaston Menier, Pedebidou, Sénateurs; Victor Boret, Félix Chautemps, Maurice Colin, Dalimier, Dariac, De Dion, Girod, Lucien Hubert, Trouin, Viollette, Députés ; Dr Roux, Directeur de l'Institut Pasteur.

Subventions accordées aux Exposants

Afin de témoigner tout l'intérêt que leur inspirait l'Exposition d'Hygiène de Tunis, diverses organisations accordèrent une subvention au Comité d'initiative.

C'est ainsi que le Gouvernement tunisien voulut bien doter l'œuvre entreprise d'une somme de mille francs.

De son côté, la municipalité de Tunis accorda une somme d'égale importance.

Enfin le Comité français des Expositions à l'Etranger, dont le dévoué Président, M. le Sénateur Emile Dupont, patronnait l'Exposition d'Hygiène de Tunis, afin de nous donner une preuve évidente de l'importance qu'il attachait au succès de la participation française, nous accordait aussi une subvention de mille francs.

Nous croyons devoir reproduire ici la lettre que M. le Sénateur Emile Dupont, Président, et M. Roger Sandoz, Secrétaire général du Comité, voulurent bien adresser à notre dévoué Président, M. le Dr Beurnier, et dans laquelle ils lui font part de la résolution prise par le Comité français des Expositions à l'Etranger.

Paris, le 14 avril 1911.

MONSIEUR LE PRÉSIDENT ET CHER COLLÈGUE,

Le « Comité Français des Expositions à l'Etranger », qui s'intéresse à toutes les manifestations qui ont pour but de favoriser l'expansion commerciale, industrielle ou sociale de la France, n'a pas manqué de porter le plus vif intérêt à l'Exposition d'Hygiène que vous organisez, cette année, à Tunis.

Notre Comité a tenu, dès le début, à vous accorder son patronage le plus entier et à vous promettre son concours le plus empressé.

Voulant nous associer d'une façon plus directe à l'œuvre que vous avez entreprise à Tunis, nous avons l'honneur de vous faire connaître que, dans sa séance du 10 avril dernier, le Conseil de Direction du Comité Français a voté une subvention de *mille francs* à l'Exposition d'Hygiène de Tunis.

Dans ces conditions, et pour bien montrer l'étroite collaboration et l'union parfaite qui existent entre le Comité que vous présidez et notre Association, il est naturel que toutes les publications qui seront éditées à l'occasion de cette Exposition (catalogues, rapports, etc.) le soient sous les auspices du « Comité Français des Expositions à l'Etranger ».

En vous adressant tous nos vœux pour le succès de l'œuvre que vous avez entreprise à Tunis, nous vous prions d'agréer, Monsieur le Président et cher Collègue, l'assurance de nos meilleurs et bien dévoués sentiments.

Le Président,
Emile DUPONT,
Sénateur de l'Oise.

Le Secrétaire Général,
G. Roger SANDOZ.

Comité de Direction et Exécutif

Ainsi patronnée, l'Exposition d'Hygiène de Tunis se présentait comme une entreprise dont le sérieux et l'importance ne pouvaient être discutés et qui offrait le maximum de garantie.

Pour assurer le succès de l'œuvre et prendre les mesures capables de réaliser le projet conçu, il fut constitué un Comité de Direction et Exécutif. Celui-ci fut placé à la tête de l'Exposition et était composé de la façon suivante :

Président du Comité Directeur : M. SAINT-GERMAIN, Sénateur, Président du Comité français des Expositions coloniales.

Président du Comité Exécutif : M. le Dr BEURNIER, Chirurgien des hôpitaux de Paris.

Vice-Président : M. le Dr Lucien GRAUX.

Directeur-Délégué : M. René LETOURNEUR, Avocat-Conseil du Ministère de l'Agriculture.

Secrétaires généraux : Pour la France : M. PLISSON, Industriel, à Paris; M. Paul LAMBERT, Membre de la Conférence consultative de Tunis.

Trésorier général : M. Marcel TRÈVES.

CHAPITRE III

Produits admis à l'Exposition

Le Comité Exécutif se préoccupa tout d'abord de délimiter les classes de l'Exposition. Il fut convenu que seuls seraient admis les produits ou articles se rattachant aux catégories suivantes :

Hygiène générale et coloniale. — Hygiène urbaine. — Hygiène rurale. — Médecine. — Chirurgie. — Stations thermales et climatiques. — Produits pharmaceutiques et chimiques. — Hygiène alimentaire. — Produits d'importation. — Produits de la Tunisie.

Constitution des Groupes et des Classes

Pour faciliter le recrutement des exposants, les Comités Directeur et Exécutif de l'Exposition d'Hygiène de Tunis, ont décidé de constituer des Groupes et des Classes ayant une organisation spéciale et un bureau particulier.

Ce travail fut rendu des plus faciles par la collaboration précieuse que nous avons trouvée en la personne de savants éminents qui ont accepté la présidence des bureaux de Groupes et des bureaux de Classes.

Cette organisation dont dépend, dans de larges proportions, le succès de l'Exposition elle-même, fut un des meilleurs auxiliaires de la propagande faite pour l'Exposition d'Hygiène de Tunis.

Nous tenons à nous faire ici l'interprète de tous nos collègues pour adresser nos très sincères remerciements aux personnalités éminentes qui ont dirigé les travaux des Groupes et des Classes. Elles ont apporté leur concours à une œuvre qui contribuera, nous en sommes persuadés, à faire encore mieux aimer la France en Tunisie.

En cette circonstance, comme toujours, les savants français ont donné la preuve d'un dévouement et d'un désintéressement qui leur fait grand honneur.

La composition des Bureaux de Groupes et de Classes de l'Exposition d'Hygiène de Tunis se présentait ainsi :

GROUPE I. — Hygiène générale et coloniale.

Président............. M. le Dr Gariel, Professeur à la Faculté de Médecine de Paris.

Vice-Présidents...... M. Mesureur, Directeur de l'Assistance publique de la Seine.

— ...... M. Corbeil (Appareils sanitaires).

— ...... M. le Dr Plank, Président de la Société des Sciences Médicales de Tunis.

CLASSE 1. — Hygiène et Assistance publique. Institutions de prévoyance. Economie sociale.

Président............. M. le Dr Fernand Bezançon, Médecin des Hôpitaux de Paris.

Vice-Présidents...... M. le Dr MARTIN, Directeur de l'Hôpital Pasteur de Paris.

— ...... M. le Dr NICOLLE, Directeur de l'Institut Pasteur de Tunis.

— ...... M. le Dr POROT, Médecin de l'Hôpital civil français de Tunis.

Secrétaire............ M. DIMITRI, Chef-Adjoint du Laboratoire du Conseil supérieur d'Hygiène publique de France.

CLASSE 2. — Hygiène urbaine. Hygiène de l'Habitation.

Président............. M. Paul JUILLERAT, Chef du Service d'Hygiène de la Ville de Paris.

Vice-Présidents...... M. le Dr FILLASSIER.

— ...... M. le Dr THIERRY, Chef du Service de désinfection et des Ambulances à Paris.

— ...... M. le Dr CONSEIL, Chef du Service municipal d'Hygiène de Tunis.

Secrétaire............ M. LEROUX, Conservateur adjoint du Musée d'Hygiène à Paris.

CLASSE 3. — Hygiène rurale. Hygiène de la Ferme et des Animaux.

Président............. M. le Dr BORDAS, Chef du Service des Laboratoires du Ministère des Finances.

Vice-Présidents...... M. BONJEAN, Chef du Laboratoire du Conseil supérieur d'Hygiène publique de France.

— ...... M. DU PONTAVICE.

— ...... M. DUCLOUX, Chef des Services de l'Elevage.

Secrétaires........... M. JOURDAIN, Professeur départemental d'agriculture de la Somme.

— .... M. LATIÈRE, Ingénieur agronome, attaché au Service des Etudes techniques du Ministère de l'Agriculture.

CLASSE 4. — Hygiène spéciale coloniale. Campements. Explorations.

Président............. M. le Dr GRALL, Inspecteur général du Service de Santé des Colonies.

Vice-Présidents...... M. CASUTTO, Directeur de l'Hôpital israélite.
— ...... M. le Dr COMTE, Médecin Inspecteur des Epidémies.
Secrétaire............ M. JEANPOC, Officier d'Administration, attaché au Ministère des Colonies.

GROUPE II. — Médecine et Chirurgie.

Président............. M. le Dr MOUREU, Professeur à l'Ecole de Pharmacie de Paris.
Vice-Présidents...... M. le Dr A. DARIER.
— ...... M. le Dr BRAQUEHAYE, Médecin de l'Hôpital civil français.
— ...... M. le Dr Gaëtan LIÈVRE.
— ...... M. le Dr BRUNSWIC LE BIHAN, Chirurgien de l'Hôpital Sadiki.
Secrétaires........... M. MALAQUIN, Constructeur-Electricien.
— .... M. TRONCIN-LEROY.

CLASSE 5. — Instruments et Appareils. Pansements.

Président............. M. A. BARDY (Pansements stérilisés).
Vice-Présidents...... M. le Dr MOUGIN.
— ...... M. le Dr TRIBEAUDEAU, Chirurgien de l'Hôpital civil français.
— ...... M. ZUND-BURGUET (Instruments de physiologie).
Secrétaire............ M. le Dr LEVAL.

CLASSE 6. — Stations thermales et climatiques. Eaux minérales.

Président............. M. le Dr GARDETTE, de Châtel-Guyon.
Vice-Présidents...... M. le Dr FROUSSARD, de Plombières.
— ...... M. le Dr LEMANSKI, Médecin de l'Hôpital civil français.
— ...... M. le Dr MATTON.
— ...... M. le Dr GNECCO, Directeur de l'Hôpital colonial italien.
Secrétaires........... M. VOILLAUME.
— .... M. GOLZAR.

CLASSE 7. — Produits pharmaceutiques et chimiques.

Président............. M. le Dr LEPRINCE.
Vice-Présidents...... M. JABOIN, Pharmacien.
— ...... M. le Dr ROUQUIÉ, Pharmacien en Chef de l'Hôpital civil.
— ...... M. le Dr Albert LANDRIN.
— ...... M. LUCCIANI, Pharmacien, Président de l'Association des Pharmaciens.
Secrétaires........... M. le Dr DEPOULLY.
— .... M. le Dr SOLO-LEBOVICI.
— .... M. COIRRE.

GROUPE III

Produits destinés à l'importation en Tunisie.

Président............. M. DABAT, Membre du Conseil supérieur d'Hygiène, Directeur au Ministère de l'Agriculture, Conseiller d'Etat.
Vice-Président....... M. FAMECHON, Membre du Comité de l'Automobile Club de France.
Secrétaire............ M. RACAGEL, au Ministère de l'Agriculture.

CLASSE 8. — Produits agricoles.

Président............. M. COUTURIEUX, Chimiste.
Vice-Présidents...... M. CUSENIER (Maison Verdier-Dufour).
— ...... M. EMDEN.
— ...... M. M. MIDY.
Secrétaire............ M. le Dr THOUVENIN.

CLASSE 9. — Produits divers.

Président............. M. DELMAS, Industriel (Meubles d'art).
Vice-Président....... M. E. HASSINGER, Industriel.
Secrétaires........... M. BLONDEAU, Industriel.
— .... M. DU BOUSQUET, Secrétaire de la Commission des Concours à l'Automobile-Club de France.

CLASSE 10. — Produits alimentaires.

Président............. M. P. POTIN.
Vice-Présidents...... M. DE RICOLÈS.
— ...... M. LAFON.
Secrétaires........... M. DUBONNET.
— .... M. DOLDER, de Tunis.

GROUPE IV. — Produits de la Tunisie.

Président............. M. S. REVOLON, Membre de la Conférence Consultative.
Secrétaire............ M. Ph. CHAFFANJON.

CLASSE 11. — Vins. Vins de liqueurs. Liqueurs. Eau-de-vie. Essences.

Président............. M. R. LAVAU, Négociant.
Vice-Président....... M. DUMONT, Propriétaire viticulteur.
Secrétaire............ M. RENOUX, Négociant.

CLASSE 12. — Huiles d'olive. Produits de l'épicerie. Pâtes alimentaires, etc.

Président............. M. MOUTTON, Président du Syndicat des Représentants de Commerce.
Vice-Président....... M. DUCROS, Représentant de Commerce.
Secrétaire............ M. ROCHETIN fils, Représentant de Commerce.

CLASSE 13. — Céréales et autres produits du sol. Liège, etc.

Président............. M. BELLISSEN, Membre de la Chambre de Commerce.
Vice-Président....... M. VENTRE fils, Négociant.
Secrétaires........... MM. C. et O. BENSASSON fils, Négociants.

CLASSE 14. — Horticulture. Fruits. Légumes.

Président............. M. DE KERAMBRIEC.
Vice-Président....... M. SOULIVET fils, négociant.

CLASSE 15. — Mines et Carrières.

Président............. M. PELONI (P.), Industriel minier.
Vice-Président....... M. A. DESPORTES, Membre de la Chambre de Commerce.
Secrétaire............ M. NANI fils, Industriel minier.

CLASSE 16. — Industries Tunisiennes et Arts Indigènes.

Président............. M. DEMARCO, Membre de la Chambre de Commerce.
Vice-Président....... M. BOULLIER, Membre de la Chambre de Commerce.
Secrétaire............ M. NUNEZ, Représentant de Commerce.

GROUPE V. — Algérie.

CLASSE 17. — Alger.

Président............. M. le Dr Edm. VIDAL, Directeur des Archives de thérapeutique d'Hygiène et d'Assistance coloniales, Délégué de la Ligue coloniale française, Secrétaire général de l'Union des Femmes de France.
Vice-Présidents...... M. A. MESPLÉ, Président de la Société de Géographie d'Alger, Président du Comité régional de la Ligue coloniale française.
— ...... M. PAYSANT, Préfet honoraire, Président du Comité d'hivernage d'Algérie.
Secrétaire-trésorier. M. Léon PAYSANT, Attaché au Service du Contrôle du Gouvernement général de l'Algérie.

CLASSE 18. — Oran.

Président............. M. G. ESCLAVY.
Vice-Présidents...... M. le Dr GLATARD.
— ...... M. le Dr LALLEMENT.

Vice-Présidents...... M. Charles Dupuy, Membre de la Chambre de Commerce.
— ...... M. Pagès, Secrétaire général du Syndicat commercial et industriel.
Secrétaires............ M. A. Doumens, Membre du Conseil départemental d'Hygiène.
— .... M. Eug. Cruck.

CHAPITRE IV

Circulaires adressées pour le Recrutement des Exposants

Le Règlement de l'Exposition d'Hygiène de Tunis fut porté à la connaissance des savants ou industriels susceptibles de donner leur adhésion et était accompagné de la lettre suivante :

REGENCE DE TUNIS

EXPOSITION D'HYGIÈNE DE TUNIS

28 Mars—25 Avril 1911

Sous le Haut Patronage de S. A. LE BEY
et de M. ALAPETITE, Résident Général de France en Tunisie,

Et la Présidence d'Honneur de :

MM. Emile Loubet, ancien Président de la République.
Briand, Président du Conseil, Ministre de l'Intérieur.
Pichon, Ministre des Affaires étrangères.
Morel, Ministre des Colonies.
Raynaud, Ministre de l'Agriculture.
Lafferre, Ministre du Travail et de la Prévoyance sociale.
Maurice Faure, Ministre de l'Instruction publique.
Puech, Ministre des Travaux publics.

Membres d'Honneur :

MM. ETIENNE, CLÉMENTEL, Députés, anciens Ministres ; ASTIER, BESNARD, CAUVIN, MASCURAUD, Gaston MENIER, PEDEBIDOU, Sénateurs ; Victor BORET, Félix CHAUTEMPS, Maurice COLIN, DALIMIER, DARIAC, DE DION, GIROD, Lucien HUBERT, TROUIN, VIOLLETTE, Députés ; Dr ROUX, Directeur de l'Institut Pasteur.

Président du Comité Directeur : M. SAINT-GERMAIN, Sénateur.
Président du Comité Exécutif : M le Dr BEURNIER, Chirurgien des Hôpitaux de Paris.

Paris, le 9 février 1911.

MONSIEUR,

L'Exposition qui aura lieu à Tunis du 28 mars au 25 avril prochain et qui comprendra principalement l'Hygiène générale et coloniale, les Services sanitaires, la Médecine et la Chirurgie (stations thermales et climatiques, eaux minérales, produits pharmaceutiques et chimiques), sera installée dans le magnifique Palais des Sociétés françaises, en plein centre de la ville, avenue de Paris, à quelques mètres de l'avenue Jules-Ferry et de la Résidence de France.

L'accueil chaleureux que le Comité a rencontré auprès du Gouvernement tunisien et de la Municipalité de Tunis qui vient de voter une importante subvention, l'appui unanime et empressé qu'il a trouvé parmi les personnalités qui composent son Comité de Patronage, nous font estimer qu'il obtiendra le même succès auprès des nombreux intéressés dont le concours lui sera précieux.

La Tunisie présente d'ailleurs pour les hygiénistes et les fournisseurs d'hôpitaux (appareils, médicaments, spécialités, etc.) un champ d'action de premier ordre. Il s'agit pour nous, Français, d'affirmer une prépondérance indiscutable dans ce pays, où l'activité de nos nationaux s'est déjà manifestée si puissamment.

Quelques mots suffiront, en effet, à montrer les efforts couronnés de succès de nos compatriotes pendant la première période de notre Protectorat : la moyenne annuelle du commerce tunisien s'est élevée de 22 millions (chiffre moyen avant 1881) à 54 millions; depuis l'adoption de la loi du 19 juillet 1890, qui donnait la franchise douanière aux produits de la Tunisie, cette moyenne a dépassé 60 millions. Enfin, la seule valeur vénale des domaines immatriculés et achetés, en presque totalité avec des capitaux français, atteint, d'après la déclaration plutôt diminuée qu'exagérée des propriétaires eux-mêmes, la somme de 400 millions de francs.

Ces chiffres à eux seuls montrent l'importance des débouchés qu'offre la Tunisie à l'industrie et au commerce français.

Ajoutons que cette manifestation, à laquelle la presse tunisienne tout entière et de nombreux journaux algériens ont consacré des articles élogieux, aura dans toute l'Afrique du Nord un très grand retentissement, puisqu'elle coïncidera avec le voyage du Président de la République, qui sera à Tunis le 17 avril, et dont la venue attirera une foule énorme de colons, d'indigènes et d'étrangers.

On peut donc lui prédire un très grand succès ; il suffit, d'ailleurs, pour se rendre compte de son caractère, de considérer dans chaque classe les noms des notabilités qui ont bien voulu apporter à cette œuvre leur précieux concours. Aussi, nous vous engageons vivement, si vous avez l'intention d'y prendre part, à ne pas attendre plus longtemps et à nous envoyer de suite votre adhésion.

Dans cette attente, nous vous prions d'agréer, Monsieur, l'assurance de notre considération distinguée.

Pour le Comité :
Le Directeur-Délégué,
René LETOURNEUR,
Avocat-Conseil du Ministère de l'Agriculture.

P. S. — Prière d'adresser les demandes d'admission à M. PLISSON, Secrétaire Général, 68, rue Jean-Jacques-Rousseau, Paris.

Il avait été décidé de faire placer en tête de cette circulaire un cliché représentant une vue photographique du Palais des Sociétés françaises, dans lequel devait être installée l'Exposition.

Recrutement des Exposants du Groupe I
(CLASSE 2)

La circulaire adressée par le Comité Directeur et le Comité Exécutif fut jugée d'un caractère trop général pour favoriser le recrutement des exposants de classes ayant un caractère tout à fait spécial.

Aussi, d'accord avec le Bureau du Groupe dont elles dépendaient, ces Classes firent une circulaire pour leur propagande propre.

La Classe 2 du Groupe I adressa aux personnes qui furent jugées capables d'y exposer, une lettre-circulaire dont la rédaction était ainsi formulée :

GROUPE I

CLASSE 2

Hygiène Urbaine.
Service Sanitaire.
Hygiène de l'Habitation.
Chauffage, Éclairage.
Ventilation.
Hydrothérapie.

EXPOSITION D'HYGIÈNE DE TUNIS

28 Mars — 25 Avril 1911

Sous le Haut Patronage de S. A. LE BEY
et la Présidence d'Honneur de :
M. ALAPETITE, Résident Général de France en Tunisie.

Président du Comité Directeur : M. SAINT-GERMAIN, Sénateur.

Paris, le 3 février 1911.

MONSIEUR,

Nous avons l'honneur d'appeler votre attention sur l'intérêt de premier ordre que présente pour l'industrie sanitaire française l'Exposition Internationale d'Hygiène qui va s'ouvrir le 28 mars à Tunis.

Le Gouvernement et les principales Municipalités de la Régence font en ce moment des études pour l'amélioration des conditions sanitaires des villes et des habitations.

Des travaux importants vont à bref délai être la conséquence des préoccupations actuelles des autorités et de la population.

Il importe que l'industrie française prenne dans ces travaux la part prépondérante à laquelle elle a droit et l'Exposition actuelle organisée sous le Haut Patronage de S A. LE BEY et M. ALAPETITE, Résident Général de France, ne peut, nous en avons le ferme espoir, que contribuer grandement à ce résultat, en affirmant la supériorité des produits et des appareils français.

Nous espérons que vous voudrez bien participer à cette Exposition, dont l'intérêt à la fois économique et patriotique ne vous échappera pas, et nous vous adressons, avec le programme de l'Exposition, un bulletin d'adhésion que nous vous prions de vouloir bien remplir et signer, ainsi que son duplicata, et nous retourner le plus tôt possible.

Veuillez agréer, Monsieur, l'assurance de notre considération distinguée.

Le Président de la Classe 2,
Paul JUILLERAT.

Les Vice-Présidents,
Dr Henri THIERRY.
Dr FILLASSIER.

Le Secrétaire,
G. LEROUX

Recrutement des Exposants du Groupe I

(CLASSE 3)

L'initiative dont nous venons de parler fut également prise par le Bureau et les Membres du Comité de la Classe 3 du même Groupe I. Ils adressèrent aux intéressés la lettre-circulaire suivante :

GROUPE I
—
CLASSE 3

EXPOSITION D'HYGIÈNE DE TUNIS

28 Mars – 25 Avril 1911

MONSIEUR,

Dans l'Exposition d'Hygiène qui va s'ouvrir à Tunis, le 28 mars, une section est réservée au matériel agricole et aux articles de chasse et de pêche. Il y a là pour les fabricants français un magnifique débouché, dans un pays entièrement neuf, démuni de matériel, et où l'agriculture fait tous les jours des progrès merveilleux. Je viens donc vous demander de prendre part à ce concours. Vous trouverez dans les feuilles ci-jointes tous les détails qui peuvent vous intéresser. M. Letourneur, Directeur-Délégué, 9, rue Casimir-Périer, est à votre entière disposition pour vous donner des renseignements complémentaires.

Les conditions de transport aller et retour du matériel agricole peuvent s'établir à raison de 40 francs les 100 kilogr. par 1,000 kilogr., et à raison de 35 francs les 100 kilogr. par 5,000 kilogr. pris à Paris domicile ou gare Bercy.

Et une plus-value à débattre suivant l'importance de l'envoi pour la mise en place, l'emplacement et la représentation.

Recevez, Monsieur, l'assurance de mes sentiments distingués.

Le Président,
Dr F. BORDAS,
Chef du Service des Laboratoires du Ministère des Finances.

Le Vice-Président,
Vte DU PONTAVICE.

Le Secrétaire,
HOURDAN,
Professeur d'Agriculture départemental de la Somme.

Recrutement des Exposants du Groupe II

(CLASSE 6)

Enfin, signalons qu'une circulaire spéciale fut également rédigée et envoyée par le Bureau et le Comité de la Classe 6 du Groupe II.

La circulaire disait :

EXPOSITION D'HYGIÈNE DE TUNIS

28 Mars — 25 Avril 1911

GROUPE II
Président :
M. le Professeur MOUREU.

CLASSE 6
Président :
Docteur Victor GARDETTE.
Vice-Présidents :
Dr FROUSSARD et Dr NATTON.
Secrétaire :
M. VOILLAUME.
Secrétaire-adjoint :
M. GOLZAR.
Siège du Secrétariat :
Union des Établissements Thermaux, 63, rue de la Victoire.

Sous le Haut Patronage de S. A. LE BEY

Et la Présidence d'Honneur de :

M. ALAPETITE, Résident Général de France en Tunisie.

Président du Comité Directeur : M. SAINT-GERMAIN, Sénateur.

Paris, le 31 janvier 1911.

MONSIEUR,

Nous vous transmettons ci-inclus les divers renseignements relatifs à l'Exposition de Tunis, et nous nous permettons d'attirer votre attention sur l'intérêt tout particulier que présente cette Exposition d'Hygiène pour les stations thermales.

Celles-ci sont groupées dans une classe spéciale et on leur réserve, pour l'organisation de leur exposition, la plus belle salle du Palais des Sociétés françaises.

Les hivernants revenant d'Egypte seront attirés à Tunis pour visiter cette Exposition qui aura lieu à l'époque généralement adoptée pour leur retour : nous pouvons donc compter sur la présence d'une catégorie de visiteurs particulièrement intéressants pour nos stations.

Patronnée par plusieurs des Membres du Gouvernement, officiellement inaugurée par un Ministre, cette Exposition coïncidera avec la semaine d'aviation et le voyage du Président de la République en Tunisie. Ces différentes fêtes, amenant les visiteurs en grand nombre, assureront le succès de cette Exposition : il en résultera une publicité des plus étendues et effectives pour les stations thermales exposantes.

Insistons également sur ce fait que les eaux potables n'existent pas, ou pour ainsi dire pas, en Tunisie, il est donc particulièrement nécessaire pour les eaux minérales de se faire connaître dans cette région et de s'y créer des débouchés.

Le Comité de notre Classe, par suite d'entente spéciale avec M. Maujoint, Entrepreneur général de l'Exposition, a pu obtenir pour les stations thermales des conditions de prix très abordables de façon à leur permettre, quelque modestes que soient leurs ressources, de souscrire un engagement.

Dans ces conditions, nous comptons que vous voudrez bien nous faire parvenir dans le plus bref délai, et au plus tard pour le 26 février, votre feuille de souscription.

Le Comité de la Classe 6.

CHAPITRE V

Recrutement des Exposants Tunisiens et Algériens

Comme on a pu déjà s'en rendre compte en lisant leur composition, les Comités des Classes d'Hygiène, de Médecine et de Chirurgie comprenaient toutes les sommités et notabilités non seulement de la France mais encore de la Tunisie. Les exposants de France et de Tunisie étaient répartis dans leurs différentes Classes, suivant leurs produits, et Français et Tunisiens voisinaient sympathiquement dans chacune de ces Classes.

Cependant et à cause de leur nature même, les produits tunisiens formaient une Classe spéciale, exclusivement tunisienne, très importante. Les efforts du Comité spécial tunisien avaient été encouragés par la presse locale, notamment *La Dépêche tunisienne*, *Le Républicain*, *La Tunisie industrielle*, *L'Unione*, *Le Radical*, *Le Libéral*, *Le Courrier de Tunisie* et *La Petite Tunisie*.

Comités

Les sections d'Alger et d'Oran de l'Exposition d'Hygiène de Tunis avaient conservé leur autonomie.

Les exposants qui constituaient ces sections avaient été recrutés par des Comités locaux.

Le Comité pour Alger était ainsi constitué :

Président	M. le Dr Edmond VIDAL.
Vice-Présidents	M. A. MESPLÉ.
—	M. PAYSANT.
Secrétaire	M. Léon PAYSANT.

La ville d'Oran avait également formé un Comité spécial pour assurer la participation de la production et de l'industrie oranaises à cette Exposition.

Le Comité de patronage était composé de :

Présidents d'honneur...... M. LEREBOURG, Préfet.
— ...... M. le Général TOUTÉE, commandant la Division.
— ...... M. COLOMBANI, Maire d'Oran.

Il comprenait, en outre, plus de cinquante personnalités, que nous nous excusons de ne point nommer.

Avaient été désignés pour former le Bureau : M. Georges ESCLAVY, *président;* MM. les Drs GLATARD et LALLEMENT, et M. Charles DUPUY, Membre de la Chambre de Commerce, et PAGÈS, Secrétaire général du Syndicat commercial et industriel, *vice-présidents;* M. A. DOUMENS, Membre du Conseil départemental d'Hygiène, *secrétaire général*, et Eug. CRUCK, *secrétaire général adjoint.*

Les efforts de ces personnalités avaient été récompensés, car la Ville d'Oran était dignement représentée à l'Exposition d'Hygiène par une nombreuse collectivité et des exposants individuels.

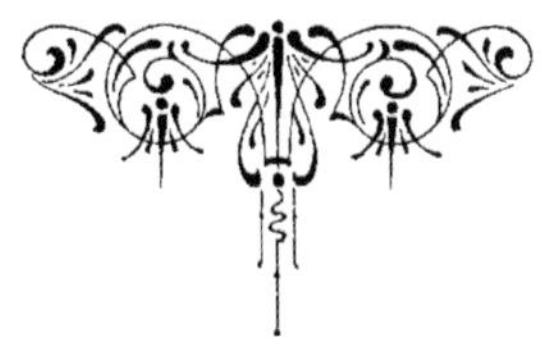

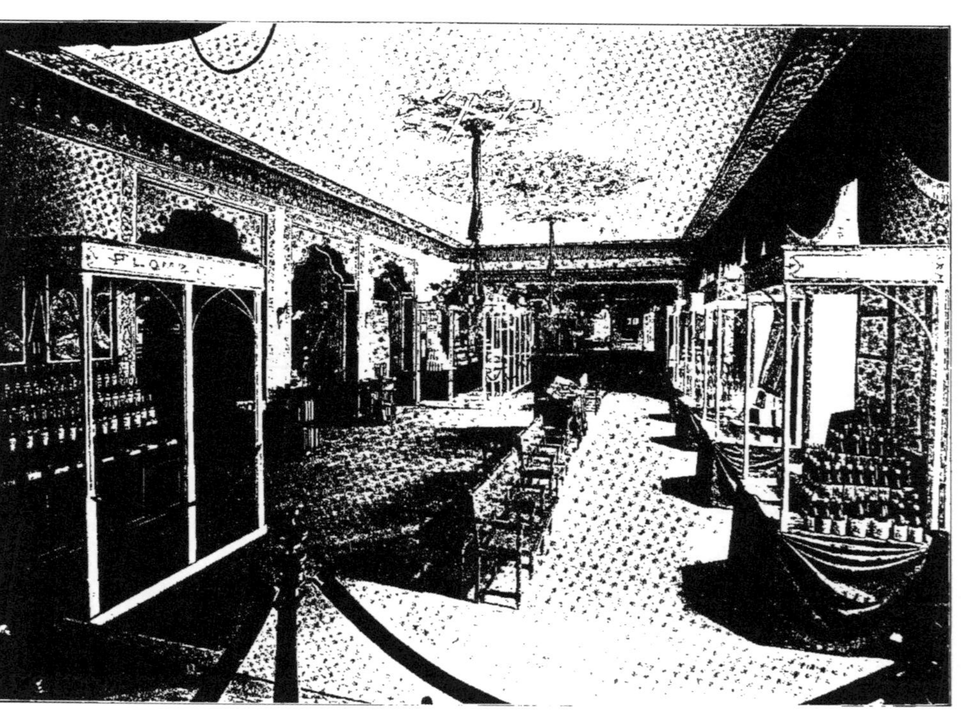

Classe des Eaux minérales.

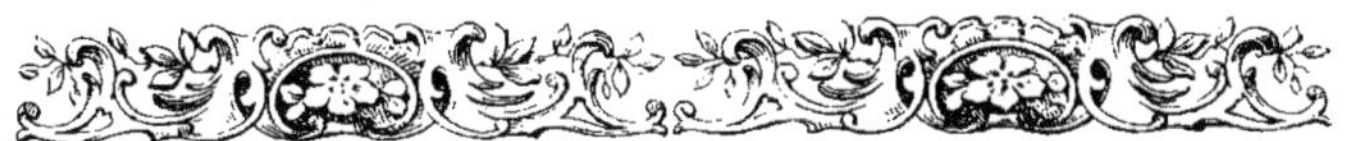

TROISIÈME PARTIE

CHAPITRE PREMIER

Installation des Exposants

L'Exposition d'Hygiène de Tunis occupait le Palais des Sociétés françaises.

Le jardin, couvert par une tente exposée par la Maison Cauvin-Yvose, avait été réservé aux voitures d'ambulances, de désinfection, aux étuves et à l'hygiène des villes.

Au rez-de-chaussée étaient le Salon d'honneur, les Eaux minérales, l'Hygiène de l'habitation et des villes d'eaux, le Mobilier, le Buffet, etc.

Au premier étage se trouvaient installées les Classes de la Pharmacie, de la Médecine et Chirurgie, le Mobilier sanitaire, l'Institut Pasteur de Tunis, l'Ozone, le Radium et une salle réservée aux Conférences.

Au second étage étaient réunis les Produits de la Tunisie, ceux du Sol et ceux de l'Industrie et les Produits de l'Algérie.

L'installation des exposants présentait de sérieuses difficultés, car le Règlement du Palais interdit d'accrocher des objets aux murs, ou d'y appuyer des vitrines.

Néanmoins, le Comité d'installation réussit à vaincre les obstacles qui se dressaient devant lui.

La Classe des Eaux minérales était particulièrement bien agencée. Les exposants avaient installé leurs produits dans des stands dont la décoration uniforme était conçue dans le style oriental.

Le succès de nos Classes fut l'objet de flatteuses constatations, et la *Tunisie Industrielle* signalait l'heureuse disposition qui avait présidé à leur installation.

Parlant du Palais des Sociétés françaises et de l'Exposition d'Hygiène, le rédacteur de ce journal écrivait :

« S'il est un local qui ne paraît pas être disposé pour une exposition, surtout avec l'interdiction formelle de ne rien pendre ou appuyer contre les murs, c'est bien l'ancien Palais Cohen. Malgré cela, il faut reconnaître que les organisateurs de l'Exposition se sont joués de ces difficultés, qui eussent fait reculer de moins braves. D'élégantes vitrines disposées avec goût, des stands fort bien organisés prouvent les qualités et l'expérience acquises du Comité d'installation, qui s'est tiré à son honneur de cette tâche difficile.

Joindre à l'Exposition d'Hygiène proprement dite le Groupe des Produits de la Tunisie a été une excellente idée. »

Pour notre part, nous ne saurions trop féliciter ces Messieurs du résultat qu'ils ont obtenu, car l'ensemble de l'Exposition donnait réellement l'impression d'une importante manifestation scientifique et industrielle.

La visite des Classes elle-même était très intéressante. Nous allons suivre le Jury des Récompenses dans sa visite de l'Exposition, ce qui nous permettra de signaler l'importance des Classes et de décrire les stands des exposants les plus remarquables.

Mais auparavant, et pour suivre l'ordre chronologique des événements, nous tenons à rapporter l'inauguration solennelle de l'Exposition par M. A. Alapetite, Résident Général de France à Tunis; la visite que M. le Président de la République française voulut bien faire à l'Exposition, et à mentionner la cérémonie qui eut lieu à Tunis, le 20 avril 1911.

CHAPITRE II

Inauguration solennelle de l'Exposition

Par M. ALAPETITE, Résident Général de France à Tunis.

DISCOURS

L'Exposition d'Hygiène de Tunis fut inaugurée le dimanche 2 avril 1911, par M. Alapetite, Résident Général du Gouvernement français.

A son arrivée au Palais des Sociétés françaises, M. Alapetite, qu'accompagnaient M. le capitaine Roy, son officier d'ordonnance, et M. Bériel, son secrétaire particulier, fut reçu dans le salon d'honneur de l'Exposition.

Un grand nombre d'invités y étaient déjà réunis, et parmi eux nous citerons :

MM. Roy et U. Blanc, secrétaires généraux du Gouvernement tunisien; Michaux, directeur général adjoint des Travaux publics; Lejosne, sous-directeur des Finances; Bastien, directeur intérimaire de l'Agriculture; le comte de Hardenberg, consul général d'Allemagne; Angonaki, consul général de Grèce; Schlumberger, consul de Monaco; Doumergue, vice-président de la Municipalité; l'ingénieur Vincent; le médecin principal Bassompierre, directeur des Services de Santé de la division d'occupation; le médecin principal Ferry; Hanriot; G. Attia, président de la Chambre de Commerce italienne; Péloni, président de l'Association commerciale et industrielle; Auguste Duran, rédacteur en chef de *La Dépêche tunisienne;* Paternostro, rédacteur en chef de *L'Unione;* Provence, rédacteur en chef du *Courrier de Tunisie;* Ganouna, rédacteur en chef de *La Petite Tunisie;* Boryac, rédacteur en chef du *Libéral;* Goin, de la Chambre de Commerce; le colonel Dangelzer; le docteur Lemanski, médecin de l'hôpital civil; le docteur Bruch; le docteur Conseil, directeur du Bureau d'hygiène de Tunis; Merlin, directeur des Antiquités; le président Dumas; Charlety, directeur de l'Enseignement; Chabert, conseiller municipal; le baron Fleury, conseiller municipal; le professeur Loth; Demarcq, de la Chambre de Commerce; Isaac, directeur de l'Office du Travail; le contrôleur civil Barrué; Paul

4

Lambert, directeur du *Républicain;* Gay, architecte de la Direction générale des Travaux publics; Canal, directeur de l'Agence Havas, etc., etc.

Le Comité d'organisation était représenté par plusieurs de ses membres : MM. Letourneur, directeur-délégué; A. Plisson, secrétaire général pour la France, et Mme A. Plisson; M. Marcel Trèves, trésorier général, et Mme Trèves; M. Corbeil et Mme Corbeil.

La visite de l'Exposition, qui occupe tous les locaux et dépendances du Palais des Sociétés françaises, a immédiatement commencé.

Successivement, toutes les salles furent visitées.

M. le Résident Général examinait avec le plus vif intérêt les objets exposés. Il s'arrêtait devant de nombreux stands, recevait les explications du directeur-délégué et des exposants avec une attentive bienveillance.

Il se laissait guider à travers les salles du rez-de-chaussée consacrées aux eaux minérales, aux établissements hydrothérapiques et à l'ameublement.

Le Ministre a longuement parcouru toutes les salles, s'arrêtant particulièrement aux jolis kiosques réservés aux Compagnies thermales et eaux de table et portant en vedette les noms de Vichy, Korbous, Soulzmatt, Vals, Plombières, Evian, La Bourboule, Saint-Galmier, Enghien-les-Bains, etc.

Il montait ensuite au premier, où il visitait les stands de la Médecine, de la Chirurgie, des Produits et Spécialités pharmaceutiques, ainsi que la très intéressante exposition organisée par le Bureau d'Hygiène de la Municipalité.

Tout ce qui concerne l'hygiène et la santé publique retient l'attention du Ministre, qui est resté longtemps dans la salle où étaient exposés les tableaux graphiques et les statistiques de mortalité du docteur Conseil, directeur du Service municipal d'hygiène.

Enfin, au second, il consacrait de longs instants à l'Exposition de la Direction de l'Agriculture et aux Produits fabriqués en Tunisie.

Le cortège se rendait alors dans un salon où avait été aménagé un buffet.

M. René LETOURNEUR, Directeur-Délégué, avait reçu mission des Comités d'organisation d'adresser leurs remerciements au Résident Général. Il prononçait l'allocution suivante :

« MONSIEUR LE RÉSIDENT GÉNÉRAL,

» Permettez-moi tout d'abord de vous présenter, au nom du Comité tout entier, l'expression de notre profonde gratitude pour avoir bien voulu répondre à notre invitation.

» En acceptant de venir inaugurer l'Exposition d'Hygiène de Tunis, quelques heures à peine après votre retour de France, à la veille de l'importante manifestation qui se prépare, la visite de M. le Président de la République, vous avez donné à l'œuvre que nous avons entreprise une marque de sollicitude et de sympathie dont nous vous sommes profondément reconnaissants.

» Dès le début d'ailleurs, Monsieur le Résident, le Comité a rencontré auprès de vous une bienveillance à laquelle il a été particulièrement sensible, et votre haut patronage, que vous nous avez accordé si spontanément, est une preuve de l'intérêt que vous portez à cette manifestation, organisée sur cette belle terre africaine où la France a un rôle si beau à remplir.

» Votre haut appui, Monsieur le Résident, nous a été infiniment précieux, et je n'aurai garde d'oublier d'associer à notre gratitude S. A. le Bey qui a daigné nous accorder son haut patronage, ainsi que le Gouvernement tunisien et la Municipalité de Tunis qui ont bien voulu seconder les efforts du Comité directeur et lui apporter une aide pécuniaire dont il leur reste très reconnaissant.

» L'entreprise était périlleuse, en raison du surcroît de dépenses et de travail nécessités pour les exposants français, par des manifestations analogues ayant lieu à la même époque.

» Dans quelques jours, en effet, une nation amie va convier les peuples à visiter les splendides palais où elle a réuni tant de chefs-d'œuvre, et en même temps que la ville de Dresde où va s'ouvrir aussi une Exposition d'Hygiène, la ville de Roubaix montrera les richesses accumulées de cette région industrielle si importante du Nord de la France.

» Mais, messieurs, le concours dévoué de nos Comités de Paris et de Tunis ne nous fit pas défaut un seul instant, et nous pûmes nous assurer rapidement de l'appui effectif d'un grand nombre d'exposants.

» Il s'agissait au surplus d'une œuvre intéressante entre toutes à poursuivre, que de réunir, selon l'heureuse expression d'un ancien Ministre de l'Intérieur, « en un plaidoyer en quelque sorte vivant » tous les arguments favorables à la grande cause de la santé » publique. »

» L'humanité, en effet, a bien des ennemis redoutables, mais il en est trois surtout : la maladie, la vieillesse et la mort, et tous les efforts de la science, s'ils ne peuvent vaincre les deux derniers, doivent tendre à combattre la maladie avec le plus de succès possible.

» C'est dans cet esprit que l'Exposition d'Hygiène fut conçue et préparée, et vous avez pu vous rendre compte, M. le Résident Général, au cours de cette visite, où tout n'est pas encore tout à fait en place, que nous nous sommes efforcés de mettre en valeur les derniers progrès de la science pour en faire profiter la Tunisie où votre grande valeur, M. le Résident, dont vos administrés du département du Rhône ont gardé le souvenir, a su rendre de si éminents services à la Régence.

» Nous avons consacré le meilleur de nous-mêmes à faire ici quelque chose qui puisse être utile et profitable à tous; notre récompense sera votre approbation.

» Messieurs, je lève mon verre à Monsieur le Résident Général, qui vient de nous faire le grand honneur de visiter l'Exposition d'Hygiène de Tunis. »

Discours de M. Alapetite.

Le Résident Général prenait ensuite la parole. Il exprimait sa reconnaissance au Comité de l'Exposition d'Hygiène pour le grand service qu'il venait de rendre à la Tunisie. « Il pouvait, dit-il, sembler téméraire d'organiser une Exposition d'Hygiène dans un pays neuf comme la Tunisie. La médecine est, en effet, une science récente, et l'hygiène encore plus. Ce n'est que les dernières années du XVe siècle qu'on a compris en Europe son importance capitale. »

Le Résident Général, ajoute-t-il, vient de parcourir des stands dans lesquels des industriels ingénieux ont exposé des produits utiles en essayant d'appliquer à leurs inventions les données de la science. Il s'est arrêté dans la pièce où des cartes et des graphiques significatifs indiquent les efforts multipliés avec succès par la Municipalité de Tunis sous la direction du Gouvernement tunisien, pour combattre les épidémies si fréquentes et si graves dans ce pays.

Les organisateurs de l'Exposition ont voulu, d'autre part, réserver une place spéciale aux produits de la Tunisie.

En parcourant ces stands, les intéressés venus si nombreux dans la Régence à cette époque, se rendront un compte exact des ressources du pays et des projets accomplis en peu d'années, grâce à l'impulsion civilisatrice de la France qui fait tous ses efforts pour arracher les populations indigènes à l'ignorance dont elles étaient depuis si longtemps victimes.

M. le Résident Général a fait ensuite allusion à la grande manifestation qui se prépare à l'occasion de la prochaine arrivée du Président de la République. « Il est hors de doute que ceux qui se trouveront à Tunis avec lui, parmi les meilleurs souvenirs qu'ils remporteront de leur voyage, compteront une visite à l'Exposition de l'Hygiène. »

Il déclare ensuite que c'est ici pour lui le temps et le lieu de remercier les médecins, les pharmaciens, les hygiénistes et tout le personnel du Service sanitaire de la Régence, depuis les chefs jusqu'aux plus humbles auxiliaires, du dévouement qu'ils apportent dans la lutte qu'ils poursuivent contre ces fléaux redoutables dont on vient de parler : la maladie et la mort, travaillant ainsi à la gloire de la France, protectrice de la Tunisie.

Il lève son verre au succès de l'Exposition d'Hygiène et à ses dévoués organisateurs.

Les paroles du Ministre ont été, à plusieurs reprises, couvertes d'applaudissements.

L'inauguration officielle étant terminée, le Ministre s'est retiré, et le Directeur-Délégué s'est fait l'interprète des Membres du Comité d'organisation pour remercier les Membres de la Presse du précieux concours qu'ils ont bien voulu prêter à l'Exposition.

CHAPITRE III

Visite Officielle de M. le Président de la République
à l'Exposition d'Hygiène de Tunis.

L'Exposition d'Hygiène de Tunis reçut la visite de M. le Président de la République.

C'est le 19 avril 1911 que, pour terminer une journée déjà bien remplie, M. A. Fallières accepta de se rendre à l'invitation qui lui avait été faite par le Comité d'organisation de l'Exposition.

Les exposants et les organisateurs ont eu d'autant plus de reconnaissance à M. le Président de la République de la preuve de sympathie qu'il leur a donnée, que le programme de son séjour en Tunisie, particulièrement intéressant, méritait bien d'accaparer tous ses instants.

Cette journée du 19 avril avait été consacrée à l'armée, à l'histoire, aux œuvres d'assistance et d'enseignement.

En effet, la matinée avait été retenue par une splendide manifestation de la puissance militaire de la France en Tunisie. A l'Hippodrome de Kassar-Saïd, le Président de la République, entouré de S. A. le Bey de Tunis, des Ministres et de hautes Notabilités françaises et étrangères, a passé en revue les troupes que le Gouvernement français entretient en Tunisie. Cette revue eut un succès dont l'honneur revient à la Mère-Patrie et dont tous les Français présents ont éprouvé un légitime sentiment de fierté.

L'après-midi, le Président de la République visita Carthage, « cette terre que la pensée de Jules Ferry arracha de la mort islamique » et dont « la grandeur va renaître en Tunisie ».

Au retour de cette excursion, après avoir visité l'Hôpital civil, le Collège Sadiki, l'Hôpital Sadiki, l'Ecole Jules Ferry et le Lycée Carnot, il se rendait à l'Exposition d'Hygiène de Tunis.

Une foule nombreuse était massée sur l'avenue de Paris pour contempler au passage le Président Fallières.

Un piquet de zouaves rendait les honneurs. Les tambours battaient, les clairons sonnaient, tandis que M. Fallières, qui venait à pied du Lycée Carnot, s'inclinait et saluait aimablement en réponse aux vivats qui éclataient de toutes parts.

Les salons du Palais des Sociétés françaises étaient brillamment illuminés, des lustres éclatants et des lampes multicolores étincelaient de toutes parts.

M. le Président de la République fut reçu à l'entrée de l'Exposition par M. Letourneur, Directeur-Délégué, entouré de MM. A. Plisson, Secrétaire général pour la France; Paul Lambert, Secrétaire général pour la Tunisie; Trèves, Trésorier général; S. Revolon, Président du Groupe V, et des Présidents des Classes de ce Groupe.

Au nom du Comité d'organisation de l'Exposition, M. Letourneur adressa, en une courte allocution, les remerciements des exposants, qui étaient très honorés de recevoir la visite du Président de la République :

« Vous avez devant vous, Monsieur le Président de la République, des Français, médecins, hygiénistes, industriels, tous dévoués à l'expansion de leur pays, et qui ont pensé qu'ils feraient œuvre utile en propageant ici les dernières données de la science appliquées à l'hygiène et, partant, à la santé publique.

» Nous nous sommes également attachés à faire connaître et apprécier davantage les débouchés si importants offerts par la Tunisie à nos industries dont les produits doivent occuper ici la place prépondérante due à leur supériorité incontestable. Nous sommes largement récompensés de nos efforts, si modestes qu'ils soient, puisque le premier magistrat de la République a bien voulu nous apporter, par sa présence, un encouragement dont nous sentons tout le prix.

» Nous sommes particulièrement heureux de pouvoir vous assurer à nouveau de notre sincère gratitude, Monsieur le Président, et de notre respectueux dévouement envers celui qui représente la France avec tant de dignité et d'éclat. »

Réponse de M. le Président Fallières.

M. Fallières déclara qu'il ne pouvait manquer, sachant qu'il existait une Exposition d'Hygiène à Tunis, de consacrer quelques instants à la visiter.

Il exprimait sa satisfaction de l'ensemble très réussi de l'Exposition.

Après avoir déclaré qu'il attachait le plus grand intérêt aux questions et aux œuvres qui se rattachent à l'hygiène, à sa propagande et aux bienfaits qu'elle répand, le Président de la République s'exprimait ainsi :

« Des Expositions comme celle-ci, Messieurs, constituent une heureuse initiative, et ceux qui les organisent, en faisant connaître et apprécier l'hygiène, font véritablement œuvre patriotique. »

Ces paroles furent saluées par d'enthousiastes applaudissements, et la série des présentations commençait.

Après avoir félicité les groupements d'agriculteurs et les exposants, M. Fallières regagnait la Résidence du Gouvernement français. La foule massée avenue de Paris le saluait de frénétiques acclamations.

CHAPITRE IV

Le Banquet de l'Exposition

Ce banquet a eu lieu le 20 avril au « Tunisia Palace ». Une soixantaine de convives avaient pris place autour de M. Letourneur, Directeur-Délégué, assisté de MM. Plisson, Secrétaire général; Trèves, Trésorier général. M. Letourneur avait en face de lui M. de Kérambricc, l'un des présidents du Comité tunisien; à sa droite, M. Corbeil, président du Groupe de l'Hygiène; à sa gauche, M. Luciani. La Presse était représentée par M. Provence, rédacteur en chef du *Courrier de Tunisie*; M. Fillol, de *La Dépêche Tunisienne;* M. Bonura, de *L'Unione*, journal italien, et par les délégués du *Radical*, du *Libéral*, du *Courrier de Tunisie* et du *Républicain*.

Assistaient en outre à ce banquet :

MM. Landrin; Jaboin; Dr Gardette; Voillaume; Dr Boucard; Dr Froussard; Dimitri; Laurent; Terquem; de Gramont; Rabel; Dr Lagarde; Dr Dubois de Saujon; Zund-Burguet; Dr Boix; J. Cahen; Dansart; Dorneau; Maujoint; MM. Durand, Bismuth, Camps, Nicolas, Dominici, Ramella, Dante Gérini, Tourassi, Curtolin, Houette, Née, Dolder, Alfano, Djamal, Boccara, Bouiller, Chaffangon, Abd-El-Aziz Anoun, de Tunis.

Au dessert, M. le Directeur-Délégué prit la parole et communiquait d'abord un télégramme de M. le sénateur Saint-Germain, Président général, retenu à Paris par la Commission du Budget. Il lut ensuite la lettre ci-dessous de M. le Dr Louis Beurnier, Président du Comité Exécutif :

« MON CHER DIRECTEUR,

» Vous savez combien l'Exposition de Tunis me tient au cœur et, mieux que personne, vous savez quels efforts nous avons faits pour la mener à bien. Mon vœu le plus cher était d'aller contempler notre œuvre, remercier de vive voix les exposants qui ont bien voulu répondre à notre appel et leur dire combien nous leur en sommes reconnaissants au nom de notre cher pays, dont les richesses et l'activité industrielle n'ont qu'à gagner à se montrer dans la belle Tunisie.

» Sur le point de partir, j'en suis absolument empêché par une circonstance imprévue, à laquelle je ne puis malheureusement rien. La santé d'un des miens exige impérieusement ma présence à Paris, et aucun de nous, vous le savez, ne peut se soustraire à un devoir de cette nature, sur lequel il est inutile d'insister.

» J'aurais voulu montrer au Premier Magistrat de la République, dont la présence rehaussera l'éclat de l'Exposition, le résultat de nos efforts; j'aurais voulu le remercier de sa visite et lui dire combien nous sommes tous dévoués à l'expansion de la France et combien surtout, dans notre sphère spéciale, nous pensons importante la diffusion de l'hygiène dans les pays où notre civilisation a pénétré. Vous voudrez bien le lui dire pour moi. Vous voudrez bien aussi dire à nos Collègues du Comité combien je leur suis reconnaissant de tous leurs efforts, et à tous nos Exposants combien j'ai été touché de l'empressement avec lequel ils sont venus à notre voix. Je suis désolé de ne pouvoir leur dire moi-même, mais le motif de mon absence au milieu d'eux est trop sérieux pour qu'ils ne m'accordent pas le pardon.

» Veuillez, mon chez Directeur, être l'interprète de mes regrets auprès de tous et recevoir pour vous l'assurance de mes sentiments bien cordiaux.

» Docteur Louis Beurnier. »

De nombreux applaudissements accueillirent la lecture de cette lettre. Tous, nous fûmes d'accord pour regretter vivement que les circonstances imprévues aient, au dernier moment, empêché nos dévoués Présidents d'assister au succès d'une Exposition qui a réuni plus de trois cents exposants.

M. Letourneur ajoutait : « Nous aurions voulu donner plus d'éclat à la fête d'aujourd'hui, et nous aurions eu le grand honneur de recevoir à cette table, ainsi qu'ils avaient bien voulu nous le promettre, M. le Résident Général, les Membres du Gouvernement tunisien et de la Municipalité, et les nombreuses Notabilités qui nous ont toujours témoigné la plus grande sympathie; mais tous accompagnent M. le Président de la République dans son voyage vers l'Extrême-Sud, et le peu de temps dont vous disposiez, limité à vos vacances de Pâques, ne nous a pas permis d'attendre le retour du cortège présidentiel. Merci à vous tous d'être venus en aussi grand nombre.

» J'adresse l'expression de notre gratitude à S. A. le Bey de Tunis et à M. Alapetite, Résident Général, qui a bien voulu accepter la Présidence d'Honneur de l'Exposition, et je lève mon verre à la Municipalité de Tunis et au Gouvernement tunisien, qui ont contribué pour une large part à la réussite de notre œuvre. »

Des remerciements étaient adressés aux organisations qui avaient bien voulu doter l'Exposition de subventions, à S. A. le Bey, à M. le Résident Général Alapetite et à M. le Sénateur Emile Dupont, Président du Comité français des Expositions à l'Etranger.

M. Fillot, de *La Dépêche Tunisienne*, parlant au nom de ses confrères, dit combien les Membres de la Presse avaient été heureux de collaborer au succès d'une entreprise si intéressante et si nouvelle que la première Exposition d'Hygiène de Tunis, et manifestait l'espoir de voir les exposants conserver un bon souvenir de ce pays et y revenir dans un avenir prochain.

M. Bonura, au nom de la Presse italienne, prononçait quelques paroles particulièrement heureuses pour remercier le Comité de son invitation.

Après le banquet, les convives se transportèrent au Palais de l'Exposition, où ils applaudirent les conférences de M. le Professeur Moureu, de l'Académie de Médecine, et de M. Jaboin.

A l'issue du banquet, le télégramme suivant fut adressé à M. Emile Dupont, Sénateur et Président du Comité français des Expositions à l'Etranger :

Sénateur DUPONT,
Président Comité Français Expositions à l'Etranger.

Heureux vous transmettre vifs remerciements du Comité Exposition Hygiène de Tunis pour patronage et subvention Comité Français. Membres jury et Exposants réunis banquet portent toast en l'honneur du Président Dupont et Comité Français.

Ai vif plaisir vous annoncer visite officielle et félicitations Président Fallières. Sentiments dévoués.

Letourneur,
Directeur-Délégué.

M. le Sénateur Emile Dupont répondit au Directeur-Délégué par ce télégramme :

LETOURNEUR, Exposition Hygiène de Tunis.

Très heureux succès Exposition Hygiène et sensible à votre télégramme, vous adresse au nom du Comité Français et mon nom personnel vives félicitations, remerciements et souhaits les plus cordiaux.

Sénateur Emile DUPONT.

CHAPITRE V

Dons faits à différentes Œuvres d'Assistance et de Bienfaisance de Tunis

par le Comité d'initiative de l'Exposition d'Hygiène.

A l'occasion de la distribution des récompenses de l'Exposition d'Hygiène, le Comité d'initiative a décidé de consacrer une somme de 800 francs à des dons aux diverses Œuvres d'assistance de la Régence.

Cette somme a été remise au nom du Comité Exécutif à M. Alapetite, Résident Général, qui, tenant compte du désir exprimé par les donateurs, l'a répartie de la façon suivante :

Dispensaire Alapetite	150 francs.
Hôpital Civil Français	150 »
Hôpital Sadiki	100 »
Hôpital Italien	50 »
Hôpital Israélite	50 »
Société de Secours aux Blessés Militaires.	150 »
Œuvre des Colonies scolaires	150 »
SOIT AU TOTAL	800 francs.

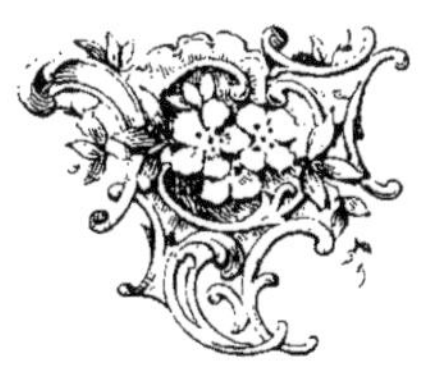

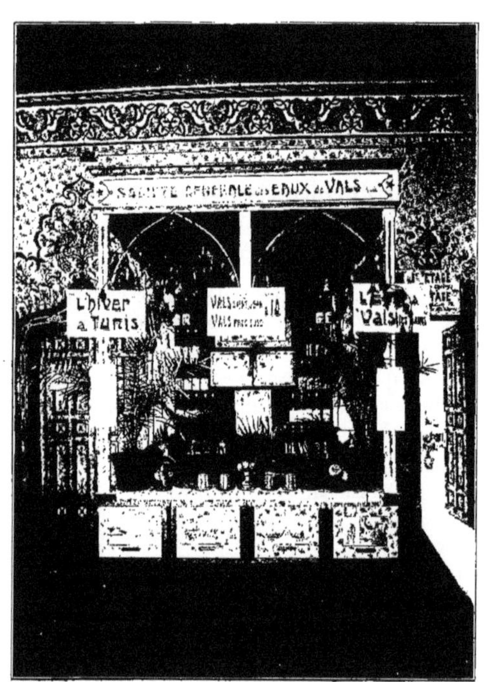

Un Stand de Dégustation.

CLASSE 6 — EAUX MINÉRALES

QUATRIÈME PARTIE

CHAPITRE PREMIER

Composition et Réunion du Jury des Récompenses

JURY SUPÉRIEUR

Le Jury Supérieur des récompenses de l'Exposition d'Hygiène de Tunis était composé de la façon suivante :

BUREAU :

Président......... M. le Dr BEURNIER.
Vice-Présidents. MM. CORBEIL, LETOURNEUR, A. PLISSON.
Secrétaires....... MM. TRÈVES et Paul LAMBERT, de Tunis.

MEMBRES :

Les Présidents des Jurys de Classes.

JURY DE CLASSE

Les Membres des Jurys de Classes ont tous été mis Hors Concours; nos lecteurs retrouveront leurs noms en tête des exposants qui constituaient les Classes de l'Exposition.

CHAPITRE II

Travaux du Jury des Récompenses

Le Jury des Récompenses s'est réuni les 18, 19 et 20 avril 1911 à Tunis.

Après avoir examiné les divers exposants qui constituaient les Classes de l'Exposition d'Hygiène, il a décerné les récompenses suivantes :

Hors Concours	52
Grands Prix (individuels)	116
— (collectifs)	75
Diplômes d'Honneur	25
Médailles d'Or	59
Médailles d'Argent	43
Médailles de Bronze	3
Mention Honorable	0

CHAPITRE III

Visite et Compte Rendu des Classes

En examinant chacune des Classes de l'Exposition, l'attention du Jury a été plus spécialement intéressée par les exposants dont nous avons jugé utile de signaler la participation.

CLASSE 1

La Classe 1 avait été consacrée aux œuvres d'hygiène et à l'assistance publique, aux institutions de prévoyance et d'économie sociale, aux procédés de colonisation et aux publications traitant de ces matières.

Dans cette Classe, 4 exposants ont été mis Hors Concours.

20	»	ont obtenu un Grand Prix.	
8	»	»	un Diplôme d'Honneur.
4	»	»	une Médaille d'Or.
12	»	»	une Médaille d'Argent.

Hors Concours.

Parmi les exposants Hors Concours, nous signalons la participation des exposants suivants :

Compagnie pour la fabrication des Compteurs et Matériel d'usine à gaz, 16-18, boulevard de Vaugirard, Paris. — Dans le stand de cette Compagnie, on remarquait des compteurs d'eau de volume à piston, système Frager, et à disque Etoile D.P.; compteurs d'eau de vitesse à turbine F.E.; compteurs d'eau à turbine universelle; des robinets-vannes; des compteurs d'électricité; instruments de mesures, système Meylan d'Arsonval.

M. LACHERY, *à Livry (Seine-et-Oise)*, exposait un produit chimique dénommé l'Expurgine et employé pour l'épuration des eaux.

M. le Dr VIDAL, *à Alger*, exposait une collection des Archives de Thérapeutique d'Hygiène et d'Assistance coloniales.

M. DIMITRI, *à Paris, Chef adjoint du Laboratoire du Conseil supérieur d'Hygiène publique de France*, exposait des tableaux schématiques et des statistiques de ce service si important.

Grands Prix.

Nous avons dit que 25 exposants de cette Classe avaient obtenu un Grand Prix. Parmi les bénéficiaires de cette haute récompense, signalons la participation de :

L'Association Internationale d'Enseignement Médical complémentaire, à Paris, dont les services sont très appréciés, et dont le Dr Bazot est le dévoué Président.

L'Œuvre de la Tuberculose Humaine, à Paris. — Le Dr BERNHEIM apporte dans la présidence de cette œuvre une science et une compétence très appréciées. En 11 ans, cette œuvre a créé successivement 39 filiales. Elle s'occupe du placement des malades à la campagne, dans les sanatoria, de la fondation d'écoles en plein air, etc.

Compagnies et Sociétés Mutuelles d'Assurances contre l'Incendie, à Paris. — Cette exposition collective, du plus haut intérêt, groupait nos grandes institutions de prévoyance contre les risques d'incendie. Le tableau graphique que ces Sociétés exposaient, et qui avait été dressé sous la direction de M. le Baron CERISE, montrait les services rendus par l'assurance libre à la fortune publique.

Mme RIGAUD, *à Paris*, exposait les plans de son Dispensaire pour enfants et des photographies nous montrant le fonctionnement intérieur de l'Œuvre à laquelle elle se consacre avec dévouement et abnégation.

Dispensaire Antituberculeux des Ier et IIe arrondissements, à Paris. — Présidée par M. POULALION, cette Œuvre est une filiale de l'Œuvre de la Tuberculose Humaine. Elle exposait un tableau et des notices relatives à son fonctionnement.

L'Enseignement Médico-Mutuel International, qui est aussi une fondation du Dr Bazot. Cette Revue de Médecine et d'Hygiène rend les plus appréciables services aux docteurs et à tous ceux qui se préoccupent des questions d'hygiène.

La Gazette Médicale de Paris. — Ce journal justement réputé dans le monde médical et scientifique est dirigé par notre collègue, le Dr Lucien GRAUX, Vice-Président de notre Comité d'Organisation.

Le Livret de Vaccination de V. GERMAIN, *à Toulon*, constitue une innovation simple mais pratique. Il présente en effet de grands avantages : il facilite le contrôle administratif des services de la vaccination et rappelle au public, aux parents, les prescriptions de la vaccination, ainsi que la formule officielle rédigée par le Conseil Supérieur d'Hygiène Publique de France concernant les « méfaits du biberon ». Ce livret, dont le but est hautement philanthropique, ne tardera pas, nous l'espérons, à devenir, comme le livret de famille, officiel et obligatoire dans toutes les familles. Il a obtenu dans toutes les expositions des Grands Prix.

L'Institut Pasteur de Tunis. — Une étude récemment publiée par M. le Dr NICOLE, Directeur de l'Institut Pasteur de Tunis, fait connaître l'œuvre de cette importante institution tunisienne.

L'un des services les plus importants de l'Institut est le service « antirabique ». Les résultats obtenus à Tunis sont aussi satisfaisants que ceux qui ont été constatés en Europe. Au 1er janvier 1911, sur 3,905 personnes traitées, 13 seulement n'ont pu être sauvées.

Un autre vaccin offre pour la Tunisie un intérêt de premier ordre : c'est le vaccin « jennerien » ou de la petite vérole. La production de vaccin offre des difficultés dans les pays chauds; mais grâce à une entente avec l'établissement Chaumier, à Tours, l'Institut Pasteur de Tunis assure le renouvellement de souches vaccinales constamment actives.

Les grandes chaleurs de l'été sont nuisibles à la fermentation du vin en Afrique. L'Institut Pasteur a pu résoudre le problème. En isolant les levures du pays, après avoir choisi les plus actives, il a pu arriver à distribuer aux colons des levures habituées à des températures auxquelles les ferments naturels ne résistent pas.

Le rôle de l'Institut est important en ce qui concerne les analyses microbiologiques. Les eaux potables sont l'objet d'examens très fréquents.

Depuis 1907, la peste sévit d'une façon endémique sur les rats du port de Tunis, sans que les rats de la ville elle-même paraissent avoir jamais été atteints. Quant aux cas humains, rarement constatés, on ne les a rencontrés qu'une seule fois et à toute proximité du port.

L'Institut Pasteur a créé, dès 1907, un service d'examen des rongeurs, qui permet de suivre les oscillations de l'endémie murine et fournit les indications indispensables au service de la dératisation.

Enfin le paludisme a été également l'objet des préoccupations de l'Institut Pasteur. Cet établissement a officiellement institué un service antipaludique. Les centres de colonisation sont visités par le chef de service qui indique les précautions à prendre contre le paludisme, répand parmi les colons des brochures et des affiches de vulgarisation, renseigne les pouvoirs publics sur les travaux d'assainissement nécessaires, et distribue aux indigènes de la quinine à titre préventif.

Des études poursuivies à l'Institut Pasteur de Tunis ont démontré l'existence dans la Régence de plusieurs maladies humaines ou animales qui étaient ignorées ou discutées.

Les agents pathogènes de fièvres para-typhoïdes ont été étudiés et cette étude a éclairé la connaissance des fièvres typhoïdes africaines. Le bacille dysentérique de Shiga a été retrouvé dans la dysenterie tunisienne, qui se trouve, par suite, justiciable du traitement si efficace par le sérum spécifique.

Quant à la fièvre méditerranéenne, l'isolement du microbe pratiqué sur un malade a permis de déterminer le caractère exact de cette maladie et d'en connaître la provenance.

Une forte proportion de chèvres maltaises ont été reconnues infestées et un décret du Gouvernement tunisien a aussitôt interdit l'exportation des chèvres de l'île voisine.

La lèpre a été reproduite avec succès, sous une forme curable, chez les singes. Les infections vermineuses de l'homme et des animaux ont été étudiées, ainsi que l'appendicite.

On avait remarqué que les habitants du Djérid sont atteints d'une anémie profonde. On a tout d'abord attribué cet état maladif au paludisme, mais l'examen des matières fécales de ces indigènes a permis de reconnaître l'ankylostomiase, maladie répandue dans certaines mines d'Europe. Or, les habitants du Djérid ont l'habitude de manger de la terre, et cette géophagie est sans conteste l'origine du mal dont ils souffrent.

La constatation de quelques cas de pilharziose a permis de découvrir un foyer important de cette infection à Gafsa. Les enfants de ce pays se contaminent en se baignant dans l'eau chaude des piscines romaines. Les malades éliminent les œufs par les urines, la larve naît et trouve dans l'eau tempérée des piscines un élément qui assure sa vitalité; cette larve pénètre la peau mouillée et infecte le sujet le plus sain.

Deux cas de mycétome, observés à Tunis et dans le Djérid, ont permis d'isoler et d'étudier les agents pathogènes et d'établir que cette maladie n'est pas toujours causée par un même parasite, mais qu'elle est plutôt un aspect clinique que peut réaliser une infection des organismes différents.

L'Institut Pasteur a étudié aussi le kala azar, mal, heureusement assez rare mais presque toujours mortel, longtemps confondu avec le paludisme. Cette maladie a pour origine, on le sait à présent, une infection naturelle, identique et bénigne du chien.

Le bouton d'Orient est une maladie répandue sur une zone assez considérable du globe et connue sous des noms divers : clou de Biskra, bouton d'Alep ou du Nil, clou de Gafsa, etc. L'Institut Pasteur est arrivé à reproduire expérimentalement la maladie avec le virus ou les cultures sur l'homme, le singe, le chien et à découvrir d'étroits rapports entre cette affection et le kala azar.

Le typhus exanthématique est une des affections les plus redoutables de Tunis. L'Institut Pasteur, profitant des ressources que lui offrait une grave épidémie, a reproduit la maladie chez le chimpanzé, puis chez les singes inférieurs, et fait l'importante découverte que l'agent de propagande du typhus était le pou du corps.

La trachôme fait beaucoup d'aveugles en Tunisie. On est parvenu à l'inoculer aux singes antrophoïdes. On peut donc l'étudier. Les recherches dans ce sens sont de date récente, mais quelques points sont déjà acquis, notamment que la trachôme est d'une extrême contagiosité, à toutes les périodes.

Parmi les Docteurs qui exposaient dans la Classe 1 et qui ont obtenu un Grand Prix, citons :

M. le Dr Fasquelle, *à Paris, Directeur de l'Institut de Vaccination animale à Paris, continue avec mérite l'Œuvre si remarquable fondée par le Dr Saint-Yves Ménard.* — Il présentait un appareil de vaccination à lames individuelles et automatiquement changeables.

M. Ribot (Georges), *Médecin major de 2e classe, Directeur du Service sanitaire maritime à Saint-Nazaire.* — Il exposait des brochures dont il est l'auteur et traitant de Dakar et des Services sanitaires et d'Hygiène organisés dans cette ville.

De nombreuses Sociétés d'assainissement ont également obtenu un Grand Prix. Signalons la participation de :

Compagnie Générale de l'Ozone, à Paris. — La Compagnie générale de l'Ozone exposait plusieurs tableaux montrant les applications nombreuses faites de ses procédés. Leur efficacité pour la stérilisation et l'amélioration des eaux est telle que M. le Dr Roux, membre de l'Institut, Président du Conseil Supérieur d'Hygiène de France, a pu écrire à leur sujet : « Tous les microbes pathogènes ou saprophytes que l'on rencontre dans les eaux sont parfaitement détruits par l'ozone.

» L'ozonisation n'apporte dans celles-ci aucun élément préjudiciable à la santé des personnes appelées à en faire usage. Au contraire, par suite de la non-augmentation de la teneur en nitrates et de la diminution considérable de la teneur en matières organiques, les eaux soumises au traitement par l'ozone sont moins sujettes aux pollutions ultérieures et sont par suite beaucoup moins altérables.

» Enfin l'ozone n'étant autre chose qu'un état moléculaire particulier de l'oxygène, l'emploi de ce corps présente l'avantage d'aérer énergiquement l'eau, de la rendre plus saine et plus agréable pour la consommation, sans lui enlever aucun de ses éléments utiles. »

La Municipalité de Tunis. — Près la salle des conférences, se trouvait l'exposition du Bureau d'Hygiène de la Municipalité de Tunis. L'idée qui a présidé à son installation est très bonne.

Des enseignements intéressants sont à tirer des tableaux et graphiques exposés. Il y a tout d'abord lieu de féliciter M. le Dr Conseil de sa méthode « des confettis » qui, collés sur des cartes de Tunis, indiquent par leur emplacement et leur nombre, l'emplacement et le nombre des maladies diverses qu'ils représentent. Ce procédé de figuration est clair et parle aux yeux.

Par exemple, le tableau qui nous montrait la répartition de la mortalité à Tunis nous indiquait clairement que les quartiers les plus sains sont ceux du Belvédère, de Koffret Koril, de la partie haute de la Kasba, de la Poste et de l'avenue de Paris. Au contraire, les quartiers de Bab-Saâdoun, Bab-el-Assel et de la Hara sont particulièrement éprouvés.

Si la question de l'eau pure n'est encore qu'à l'état d'embryon à Tunis, par contre les tableaux des réseaux d'égout existant en 1881 et 1906 montraient que bientôt Tunis n'aura rien à désirer à ce point de vue. Lorsque les champs d'épandage seront en service, le nouveau réseau d'égouts en construction terminé, Tunis pourra être citée comme modèle à bien des villes d'Europe. Il y a lieu d'en féliciter sa Municipalité et en particulier son Service des travaux dirigé par des hommes de valeur.

M. Max de Recklinghausen, *Administrateur délégué de la The Westinghouse Cooper Hewitt Company Limited, à Paris*, exposait pour le compte de cette Compagnie des photographies de plusieurs installations filtrantes exécutées par ses soins, la coupe d'une installation filtrante et stérilisante pour obtenir de l'eau pure pour l'alimentation des villes, et enfin un type de grand stérilisateur fabriqué dans ses ateliers.

Dans le nombre des exposants de *matières antiseptiques*, il convient de faire une mention spéciale pour les maisons suivantes :

Société Française de Produits Sanitaires et Antiseptiques, à Paris, qui exposait des flacons de Grésil-Jeyes, des savons antiseptiques et de la poudre désinfectante.

Société Générale Parisienne d'Antisepsie, à Paris, qui exposait deux produits réputés, le Liesoforme, désinfectant à base de formol et sans odeur, et l'Aldogène, qui dégage des vapeurs de formol sans besoin d'appareil ni de feu.

L'épuration et la *désinfection* étaient également représentées par de nombreux exposants. Ceux qui ont obtenu un Grand Prix sont :

Société Générale d'Epuration et d'Assainissement, à Paris, qui exposait des plans et photographies montrant des installations d'épuration.

M. C. Galaine, *à Paris*, exposait les volatilisateurs Guasco pour la désinfection des locaux et de leur contenu et les étuves démontables Guasco pour la désinfection des objets de literie, vêtements, etc.

MM. Jules Blanc et H. Lecomte, *à Paris*, exposaient leurs appareils de sulfuration et de dératisation fort bien groupés sur un châssis général, comprenant le générateur de gaz et la pompe de refoulement mue par un petit moteur à pétrole.

MM. Noël et Paul Gonin, *à Paris*, *Directeurs des « Fumigators et Etuves Gonin »*, exposaient une voiture étuve pour désinfection en profondeur, un stérilisateur à vêtements et un fumigator Gonin pour la désinfection en surface.

Diplômes d'Honneur.

Parmi les exposants de la Classe 1, dont la participation a été récompensée par un Diplôme d'Honneur, nous mentionnerons :

Le Syndicat des Représentants de Commerce français à Tunis; la Société de Désinfection Economique, que dirige avec compétence M. Marcel Diole; le Dr Chaumier, *à Tours*, qui dirige *La Revue Internationale de la Vaccine;* le Dr O'Followell, *à Paris*, qui exposait un important ouvrage consacré au Corset; M. Richter, *à Paris*, auteur d'un volume intitulé « le Village sanatorium ».

Médailles d'Or.

Au nombre des Médailles d'Or décernées dans cette même Classe, citons les noms de M. Mosnier, *Directeur à Paris de la Compagnie française des Procédés Clayton; la Société de Préservation de Tuberculose;* le Dr Fleury, *à Rennes*, et le Dr Coccolatos, *à Constantinople*.

Pour terminer cette étude de la Classe 1, signalons que le Jury des Récompenses a décerné de nombreuses Médailles d'Argent à des Docteurs, auteurs de travaux remarquables, dont nous regrettons, faute de place, de ne pouvoir rendre compte.

CLASSE 2

La Classe 2 groupait l'Hygiène urbaine, le Service sanitaire. — L'Hygiène de l'habitation. — L'Hydrothérapie. — L'Allumage. — La Ventilation.

Exposants Hors Concours.

M. le Dr CONSEIL, *à Tunis*. — Nous avons parlé de sa participation, en étudiant celle de la Municipalité de Tunis.

M. A. CORBEIL, *à Paris*, exposait un plan d'installation sanitaire.

M. le Pr GARIEL.

Grands Prix.

Le Jury a décerné un Grand Prix aux exposants suivants :

Mme RIGAUD, *à Paris*, dont la participation dans cette Classe était très intéressante et nous montrait des maisons ouvrières bâties sur des plans vraiment rationnels.

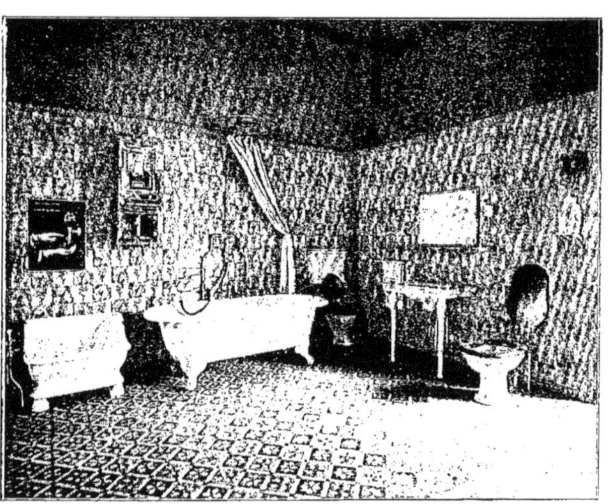

Stand de M. CAMPS, de Tunis.

M. CAMPS, représentant à Tunis de la *Maison Jacob, Delafon et Cie, de Paris*.

M. Charles BLANC, *à Paris*.

Ces deux exposants représentaient l'industrie de l'hydrothérapie. Ils exposaient des baignoires, des douches, des toilettes, dont la fabrication jouit d'une réputation universelle. Leur participation, très bien installée, constituait deux salles de bains luxueuses et dotées de tout le confort moderne.

La Société Générale d'Epuration et d'Assainissement, à Paris, qui exposait des appareils sanitaires.

MM. MERAX frères, *à Paris*. exposaient des filtres pasteurisateurs Mallié en porcelaine filtrante, des filtres pour la stérilisation de l'eau, des vins, des produits pharmaceutiques, des sérums.

La Société « L'Ultra Violet », *à Paris*, exposait un stérilisateur d'eau potable par les rayons ultra violets, système Nogier, breveté S. G. D. G. et un appareil ménager type T. L'emploi de ces appareils produit la stérilisation biologique absolue de l'eau, sans échauffement, sans perte des gaz naturels ni des sels minéraux et conserve à l'eau toute sa sapidité.

M. BLAKISTON, *de Philadelphie*, avait réuni en collectivité les ouvrages les plus récents sur l'hygiène, la médecine et la chirurgie parus en Amérique.

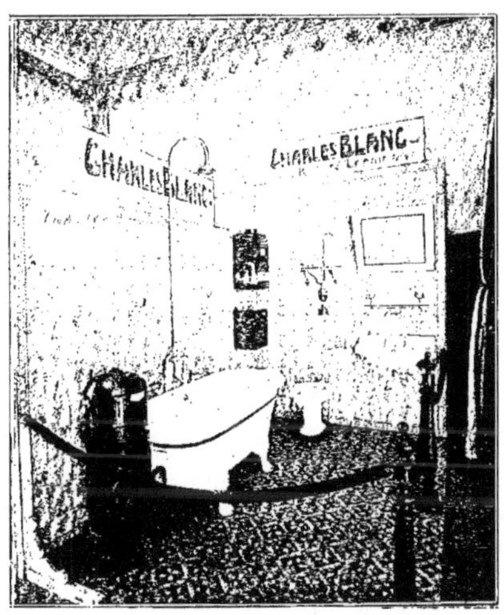

Diplômes d'Honneur.

Le Jury des récompenses a décerné plusieurs Diplômes d'Honneur aux exposants de la Classe 2. Parmi les bénéficiaires, nous signalons M. A. BENOIST, *de Paris*, qui exposait des appareils ozonateurs, un produit dénommé l'Ozonatine, des lampes hygiéniques « Idéal », système du Dr Roubleff, des parfums et des savons à l'ozone.

Médailles d'Or.

Les Médailles d'Or décernées dans cette Classe ont été attribuées à :

M. AUDOUARD, *à Oran*, qui exposait les plans et devis, avec description, d'une maison hygiénique à bon marché.

M. DUPUY, *à Béziers*, qui exposait des appareils pour bouche d'égout et des bouches d'égout à fermeture hydro-automatique indéréglable.

M. REY, *à Dijon*.

M. le Dr VERSEPUY, *à Chevreuse (Seine-et-Oise)*.

CLASSE 3

La Classe 3 consacrée à l'Hygiène rurale, celle de la ferme, celle des animaux, à la Chasse et à la Pêche, n'avait réuni qu'un nombre assez restreint d'exposants.

Hors Concours.

Etaient Hors Concours et Membres du Jury :

M. le Dr GRALL, *Inspecteur général du Service de santé des Colonies*.

M. DU PONTAVICE, *du Ministère de l'Agriculture, à Paris*.

Grands Prix.

Le Jury des Récompenses a décerné des Grands Prix à la *Société Protectrice des Animaux*, qui exposait des tableaux relatant les services qu'elle rend; à la Maison PILTER, dont le représentant à Tunis est M. BISMUTH et qui avait installé un stand de machines agricoles; *au Zool*, nouveau produit phosphaté très apprécié pour l'alimentation des animaux et dont le magasin de vente est à Paris, 9, rue Casimir-Périer.

Médaille d'Or.

M. OUDRY, *à Ferrières-en-Brie (Seine-et-Marne)*, qui exposait un chevalet de pointage pour la démonstration du tir réel à petite et à grande distance, a obtenu une Médaille d'Or.

Médaille d'Argent.

M. Garçonnet, *à Melleville, par Eu*, exposait un ouvrage dans lequel il étudiait les procédés et essais culturaux, pour démontrer l'avantage des engrais chimiques. Il a obtenu une Médaille d'Argent.

CLASSE 4

La Classe 4 était consacrée aux Colonies. Elle contenait tout ce qui concerne l'hygiène spéciale coloniale : le campement, le matériel d'exploration, de campagne, de sauvetage, etc.

Hors Concours. — Membres du Jury.

MM. les Drs Lestage, *à Oran*, Grunberg, *à Paris*, exposaient deux volumes, l'un intitulé « l'Organisation des secours aux blessés dans les grandes villes », et l'autre « Rapport du Congrès de sauvetage et de Secours publics en 1904 ».

La Fabrique française des Lits aseptiques du système du Dr Lambotte, exposait des lits et sommiers aseptiques fixes et articulés entièrement construits en lames métalliques, pour permettre l'abandon complet de toute espèce de matelas. Cette nouvelle découverte se présentait pour la première fois dans une Exposition.

Grands Prix.

Le Jury des récompenses a décerné des Grands Prix à :

M. J. Farcot, *à Paris*. — Le modèle ingénieux exposé par la Société des Constructions Ogivales Farcot était un élégant pavillon en réduction, permettant au visiteur de se rendre compte des avantages de ces sortes de constructions joignant à leur démontabilité un prix modeste qui cependant n'exclut pas le confort.

M. Cauvin-Yvose, *à Paris*, exposait une tente de campement et sous laquelle étaient mises à l'abri les étuves et les voitures d'ambulance.

Diplômes d'Honneur.

M. le Dr Gardette, *à Saint-Etienne*, exposait une brochure explicative d'un brancard-gouttière et d'un brancard-porteur, destinés au transport et sauvetage des blessés dans les accidents de mine et de montagne.

M. PERRIN (Paul), *à Paris*, exposait une brassière de sauvetage toute montée et prête à fonctionner automatiquement: un perforateur chargé permettant, par simple pression, de gonfler instantanément les poches d'air; des pièces de précision et le tissu constituant la Brassière Perrin.

Médailles d'Or.

Ont obtenu une Médaille d'Or :

M. le Dr LESTAGE, *à Alger*, qui exposait un « Manuel pratique d'hygiène en Algérie ».

M. LIBOUTON, *Chef de bureau au Ministère des Chemins de fer, à Bruxelles*, exposait un tableau pour favoriser le tourisme français en Belgique.

M. ROB, *à Oran*, exposait des chaussures en ficelle et toile pour les Colonies.

Médaille d'Argent.

M. Louis NICOLAS exposait des objets divers pour les Colonies.

CLASSE 5

La Classe 5 était une des plus importantes de l'Exposition d'Hygiène de Tunis. Nous y avons retrouvé avec plaisir les principales personnalités du monde médical et les industriels les plus connus dans la fabrication des objets qui sont nécessaires à la médecine et à la chirurgie.

A l'Exposition d'Hygiène de Tunis, le Comité d'initiative avait groupé dans la Classe 5 les produits ou objets concernant : les pansements et objets stérilisés, les boîtes et trousses de secours, la pharmacie de campagne, les appareils et instruments de chirurgie et d'orthopédie, l'optique, les appareils de stérilisation et d'hygiène, les produits de régime.

Un grand nombre d'exposants avaient répondu à l'appel du Comité spécial d'organisation de cette Classe. Les récompenses décernées sont les suivantes :

Hors Concours. — Membres du Jury.

M. Zund-Burguet, *à Paris*. — On sait que la principale préoccupation de cette personnalité scientifique est la guérison des affections des organes respiratoires, de la parole, et surtout de l'audition. Il exposait des appareils inventés par lui et brevetés, pour la phrynologie et l'hygiène de la phonation, de la respiration et de l'audition.

M. le Dr Froussard, *à Paris*, exposait des canules recto-syphoïdes pour le traitement des hémorroïdes, des tubes porte-canules lavables et stérilisables, et des oléo-vecteurs, rendant pratiques les lavements d'huile.

M. le Dr Leval, *à Paris*, exposait une ceinture Entérophore, constituant une véritable paroi abdominale artificielle.

M. Malaquin, *à Paris*, exposait un matériel pour la radiologie, donnant des clichés d'une netteté particulière.

M. Plisson (A.), *à Paris, successeur de la Maison* Delamotte, exposait des instruments de chirurgie en gomme et en caoutchouc pur para, tous munis d'un plomb de garantie breveté, assurant qu'ils n'ont été ni essayés ni utilisés.

Société Française des Tissus Tetra, à Paris, exposait de nombreux tissus médicaux et chirurgicaux et des bandes Tetra qui, grâce à leur élasticité, se moulent parfaitement sur toutes les parties du corps.

Grands Prix.

Parmi les exposants qui ont obtenu le Grand Prix, signalons dans cette Classe les Docteurs dont les noms suivent :

M. le Dr Lièvre, *à Paris*, exposait un fauteuil à transformation permettant l'examen gynécologique à hauteur normale et l'examen couché.

M. le Dr Th. Lemasson-Delalande exposait une sonde œsophagienne qui offre de grands avantages sur toutes celles actuellement connues pour le lavage de l'estomac et l'alimentation artificielle.

M. le Dr Mencière, *à Paris*, exposait un ostéotome mu par l'acide carbonique, dont l'usage est fréquent dans la chirurgie osseuse et articulaire : cet instrument faisait partie d'une série complète d'appareils chirurgicaux inventés par le Dr Mencière et dont la création a transformé la technique opératoire des os et des articulations.

M. le Dr Mougin, *à Paris*, présentait des boîtes de secours, pharmacie de voyage et d'exploration, des pansements complets renfermant, cousus bout à bout, tous les éléments de pansement, des seringues à injections hypodermiques et des spécialités pharmaceutiques.

Parmi les industriels, signalons la participation de :

M. Bardy, *à Paris*, qui exposait des objets de pansements stérilisés par des procédés offrant un maximum de garantie et des thermomètres médicaux, d'une grande sensibilité et d'une justesse parfaite.

M. Blanzy-Poure, *à Paris*, exposait des vaccinostyles de différents modèles dont l'emploi est maintenant universellement apprécié. Le prix de chaque petit vaccinostyle est tellement réduit que nul n'hésite à en employer un neuf pour chaque individu à vacciner.

M. Chappuis, *à Paris*, dont la vitrine renfermait des pellicules de cellulose pure, dont l'emploi remplace le taffetas gommé, la gutta-percha, le parchemin, la baudruche, dans leurs usages médicaux et pharmaceutiques.

M. Gaiffe, *à Paris*, exposait des appareils concernant l'électricité et la photoradiographie dont il s'est fait une spécialité si justement renommée.

M. Hergesse, *professeur*, avait envoyé des tissus liégés de son invention et brevetés, remplaçant le caoutchouc et ses inconvénients.

M. Legrand, *à Paris*, dont la réputation de premier ordre fait une personnalité marquante du monde des oculistes, exposait une collection d'yeux artificiels très perfectionnés.

M. Pillischer, *à Paris*, exposait des thermomètres médicaux de précision, dont la fabrication extrêmement soignée leur donne une précision et une rapidité qui les font apprécier dans le monde entier.

MM. Rocca, Tassy et de Roux, *à Marseille*, exposaient un produit dénommé la Végétaline.

M. Van Steenbrugghe et Breton, *à Paris*, exposaient des instruments de chirurgie en métal, des appareils de stérilisation, des appareils de prothèse, des appareils d'orthopédie, des appareils de massage, des appareils de compression pour varices, des bandages herniaires.

Diplômes d'Honneur.

Au nombre des titulaires des Diplômes d'Honneur, décernés dans la Classe V, il convient de citer plus particulièrement :

MM. les Drs ADDA, *à Tunis*, dont l'exposition d'appareils électriques, bien que très complète, donnait une faible idée de l'établissement d'électrothérapie installé avec tous les perfectionnements modernes qu'ils possèdent avenue de Paris : traitement par les courants à basse et haute tension, radiographie, appareils de production d'air chaud ou ozoné, constituaient une intéressante participation scientifique.

M. GUENET, *à Paris*, exposait des appareils à inhalation et à radiation d'ozone, fonctionnant avec accumulateur ou sur secteur.

M. le Dr LAMBERT, *à Sousse (Tunisie)*, exposait des appareils et des ouvrages contenant les collections de ses observations médicales.

M. PARIANI, *à Paris*, exposait des produits de régime glutinés, spéciaux pour les affections gastro-intestinales et dont la richesse en gluten est reconnue par le monde médical.

Médailles d'Or.

Un grand nombre d'exposants de la Classe de Médecine ont obtenu une Médaille d'Or. Parmi ces lauréats nous relevons les noms de Mme BURGUET, qui apporte à son mari une collaboration des plus précieuses pour l'Institut de Physiologie appliquée et qui exposait des appareils de son invention; le Dr DHOTEL, qui exposait des trousses médicales et chirurgicales et des nécessaires médicaux; le Dr LAGARDE exposait des instruments chirurgicaux, ainsi que des moulages et photographies d'opérations faites par ses soins; Dr SOLO-LEBOVICI, Dr MENARD, *à Paris*, exposaient des appareils portatifs à douches d'air chaud. Parmi les industriels, citons : M. A. DEVENOGE, exposait des appareils « hydro » pour injections vaginales à haute température; M. GRÉGOIRE, exposait des produits alimentaires digestifs; M. NICOLAI nous montrait des inhalateurs réputés; M. Léon PIROIS exposait des produits alimentaires pour régime; MM. J.-B. DU SABLON et F. MORTIER exposaient un produit intitulé le « Floravêne » qui est un cacao à l'avoine aux sels de Châtel-Guyon, pour régime alimentaire, etc., etc.

Médailles d'Argent.

Ajoutons que le Jury des récompenses a décerné des Médailles d'Argent, notamment à M. Maloine, *à Paris*, pour ses instruments en métal; à M. Capdecomme, *à Paris*, pour ses instruments et accessoires de pharmacie, et à M. Viel, *à Paris*, pour ses ampoules auto-injectables et pour ses ampoules seringues.

CLASSE 6

Dans la Classe 6 étaient réunies les stations thermales, les stations climatiques, les eaux minérales. Le succès de cette Classe a été digne de l'universelle réputation dont jouissent les Eaux françaises, qui constituent, comme on l'a dit souvent, un joyau de notre patrimoine national.

Hors Concours.

Ont été mis Hors Concours, les exposants suivants :

Compagnie des Eaux Minérales de la Bourboule. — Ces eaux sont des plus intéressantes, ce sont les plus arsenicales du monde, et elles sont très radioactives. Le développement de cette station est très remarquable. Alors qu'en 1876, elle avait 1,700 baigneurs, en 1900, elle passait à 9,500 et actuellement elle en compte plus de 15,000. Le traitement de la Bourboule, des affections coloniales, se développe de jour en jour et doit être signalé en raison de son importance toute spéciale.

M. le Dr Gardette exposait *La Gazette des Eaux* et l'*Annuaire des Eaux Minérales*, deux très importantes publications et qui ont pris une extension considérable depuis quelques années. M. le Dr Gardette était Président du Jury de la Classe 6.

M. Peycelon (Jacques), *à Saint-Galmier (Loire)*. — Administrateur-délégué en même temps que Directeur Général des Etablissements de Saint-Galmier (Source Badoit). M. J. Peycelon avait envoyé à Tunis des échantillons d'eau de Saint-Galmier, dont la propriété est d'être naturellement gazeuse sans décantation, embouteillée à l'abri de l'air.

Société Générale des Eaux de la Preste exposait des bouteilles d'eau de la Preste, qui sont recommandées pour le traitement des affections des voies génito-urinaires. On remarquait aussi un plan de l'établissement.

M. le Dr Dubois, *à Saujon (Charente-Inférieure) et à Paris*, exposait des tableaux contenant les principales vues photographiques de la villégiature médicale de Saujon et la photographie d'un plan de l'Etablissement thermal.

Grands Prix.

La Société Anonyme des Eaux Minérales d'Evian-les-Bains, source Cachat, dont M. Maurice Bernard est le dévoué Administrateur-délégué, avait une exposition composée de bouteilles d'eaux minérales alcalines naturelles d'Evian-les-Bains (source Cachat), d'une cabine de douches et de photographies. L'eau d'Evian « source Cachat » est mondialement connue pour ses propriétés thérapeutiques.

MM. Brun et Cie, *à Soulzmatt (Alsace)*, exposait des eaux minérales naturelles en bouteilles, spécialement recommandées pour les pays chauds, où elles se conservent indéfiniment.

Compagnie Française des Eaux Minérales Economiques, exposait des échantillons de sources réputées « source des Deux Reines », source des « Roches Bleues ». Le bouchage présente des garanties d'asepsie parfaite.

Compagnie Française de l'Etablissement Thermal de Vichy, exposait des échantillons variés de ses produits, eau, pastilles, sels, etc. La réputation dont jouit universellement cette puissante Compagnie est la meilleure preuve des services qu'elle rend aux malades.

Compagnie des Thermes de Plombières-les-Bains, exposait des bouteilles d'eau minérale de Plombières, des appareils pour l'emploi des eaux et des produits tirés des eaux. Les résultats vraiment surprenants obtenus à Plombières sont la meilleure attestation de sa valeur.

Etablissement Thermal d'Enghien-les-Bains, exposait des eaux minérales sulfureuses embouteillées.

Fédération Thermale d'Auvergne, qui comprenait la Bourboule, Châtel-Guyon, le Mont-Dore, Saint-Nectaire et Royat, a obtenu un Grand Prix pour la collectivité de ces eaux, le groupement de toutes leurs forces d'initiative, de publicité et de défense de leurs intérêts.

Korbous (Tunisie). — Pour le plus grand bien des malades, les temps héroïques de Korbous sont passés et la période scientifique commence. Les rhumatisants et paralytiques ne doivent plus se rendre à Korbous arrimés aux flancs d'un âne, mais en automobiles, par une route très pittoresque se terminant par la célèbre corniche. Les eaux de Korbous possèdent une remarquable vertu thérapeutique, grâce à leur thermalité et à leur composition chimique.

M. le Dr PESSEZ, *à Paris (Société des Eaux Minérales de Châtel, Guyon)*, exposait des bouteilles d'eau de Gubler, seule source de Châtel-Guyon exportée, des sous-produits, tels que concentrés, comprimés, pastilles digestives, sondes intestinales, etc., etc., des photographies, des brochures et en général tous autres éléments de publicité utilisés par la Société.

Société Générale des Eaux Minérales de Vals, exposait des bouteilles d'eaux minérales des principales sources de la Société, des plans, photographies, gravures et brochures. Cette station jouit d'une réputation séculaire, notamment pour les maladies de l'estomac et des reins.

Société Générale des Eaux Minérales de Vittel, exposait des bouteilles d'eau de la « Grande Source » et de la « Source-Salée », des vues de l'Etablissement Thermal et des installations de la Station, ainsi que des albums et des brochures.

Nous avons le plaisir de mentionner tout spécialement les très intéressantes conférences sur les Stations thermales, la nature et les qualités de leurs eaux, surtout au point de vue de la radioactivité, faites par M. le Professeur MOUREU, MM. les Drs DUBOIS (de Saujon), GARDETTE (de Châtel-Guyon), BOIX (de la Preste) et FROUSSARD (de Plombières). Une nombreuse assistance parmi laquelle nous avons remarqué les notabilités de la médecine et de la chirurgie, les médecins et chirurgiens des hôpitaux, leurs internes et externes, ainsi que MM. les Majors de la garnison de Tunis, soulignait de ses applaudissements répétés l'intérêt qu'elle prenait à leurs si instructives conférences. Nous sommes persuadés être l'interprète de tous et notamment de notre Comité Exécutif, en leur adressant ici nos plus sincères remerciements et compliments.

M. JABOIN, Docteur en pharmacie, fit aussi sur le Radium des conférences dont nous donnerons le compte rendu en examinant la classe suivante (Classe 7, Produits pharmaceutiques).

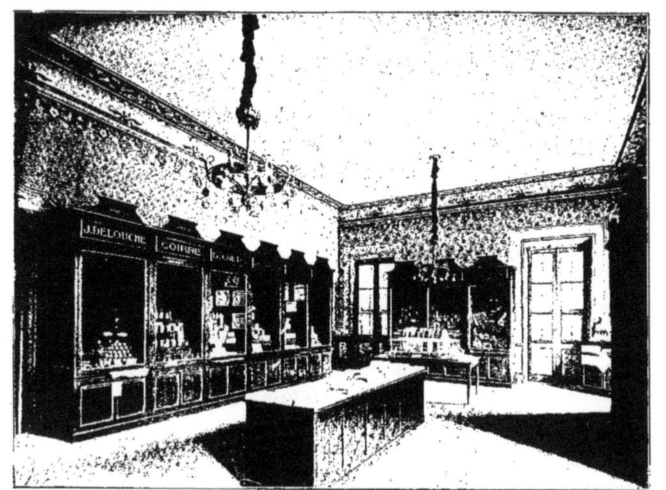

CLASSE 7. — Produits pharmaceutiques.

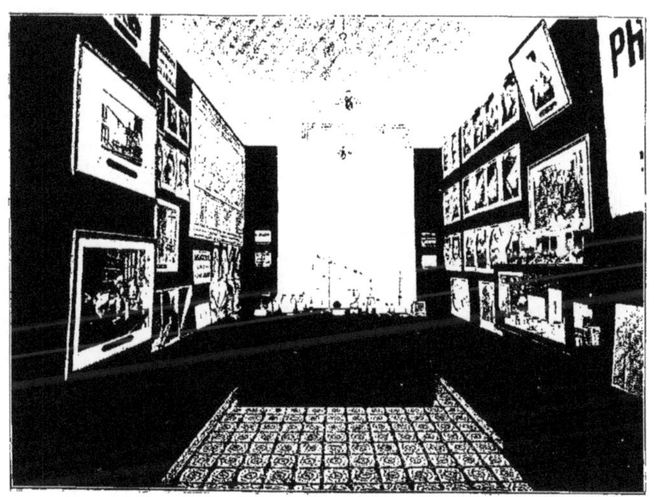

Salle réservée au Radium.

CLASSE 7

La Classe 7 renfermait les produits pharmaceutiques et chimiques. Elle avait réuni les principaux fabricants de produits et comptait également de distingués savants, tels que le Dr JABOIN et le haut personnel du Laboratoire biologique du Radium.

Hors Concours. — Membres du Jury.

Dr JABOIN, Docteur en Pharmacie de l'Université de Paris, Chef de service du Laboratoire biologique du Radium à Paris, s'est particulièrement consacré depuis quelques années à l'étude du Radium. Exposait des produits pharmaceutiques au Radium.

M. le Dr Jaboin a bien voulu se charger de faire à l'Exposition de Tunis une série de conférences sur le Radium. Ce sujet, et l'éminent savant qui le traitait, ont obtenu un vif et mérité succès de la part du nombreux public qui avait déjà applaudi les conférences sur les Stations thermales dont nous parlions plus haut.

Au moyen de projections des plus intéressantes, le Dr Jaboin a montré aux Tunisiens les propriétés extraordinaires du Radium et a exposé l'incontestable utilité en thérapeutique de la découverte à laquelle M. et Mme Curie ont attaché leur nom. Une conférence spéciale fut faite par M. Jaboin aux élèves du Lycée et des Ecoles de Tunis.

Le Laboratoire biologique du Radium à Paris avait organisé une exposition d'un caractère scientifique et démonstratif du plus haut intérêt. Des photographies, du minerai, des appareils de laboratoire, divers produits constituaient les éléments de la participation de cette institution scientifique, dont le puissant intérêt était encore accru par des projections.

MM. LANDRIN et Cie, *à Paris*. — Cette importante fabrique de produits pharmaceutiques exposait quelques-unes de ses spécialités : Elixir de Virginie, vin de Moride, dragées d'Ibogaïne, etc., produits dont la réputation est universelle.

Grands Prix.

Parmi les Grands Prix qui ont été décernés dans cette Classe nous croyons devoir signaler ceux qu'ont obtenu les exposants suivants :

MM. AUGÉ (H. et Cie), *à Lyon*, exposait des produits pharmaceutiques divers, dont un produit appelé « le Varangol » qui est peu toxique et ne donne pas d'accidents mercuriels.

La Banque du Radium, à Paris, exposait des boues radioactives actinifères.

MM. BUCHET et Cie, *à Paris*, exposait des sels de quinine et des bandes à pansements.

M. CHATELAIN, *à Paris*, exposait diverses spécialités pharmaceutiques dont « l'Urodonal », « le Jubol », « le Globéol », « l'Alexine » et la « Filudine ».

M. COIRRE, *à Paris*, exposait des produits pharmaceutiques spéciaux : solution Coirre, levure Coirre, ferments organiques « Zévor », pilules Coirre, etc., etc.

M. le Dr LEPRINCE (Maurice), exposait des spécialités pharmaceutiques, fabriquées d'après des données scientifiques.

Le Jury des récompenses a, en outre, décerné aux exposants de cette Classe, plusieurs Diplômes d'Honneur, Médailles d'Or et d'Argent.

Parmi les bénéficiaires : MM. TRONCIN-LEROY et LISSONDE ont obtenu un Diplôme d'Honneur pour les véritables « Grains de Santé » du Dr Franck; M. DELOUCHE, *à Paris*, a reçu une Médaille d'Or pour ses « pilules savonneuses Boissy » et le « pepsigénol »; quant à M. DUBOIS, *à Paris*, une Médaille d'Argent lui a été attribuée pour ses « Grains de Vichy », qui est un produit laxatif, sous forme de comprimés.

La Classe avait été particulièrement bien installée et le nombre comme la valeur des exposants qu'elle renfermait ont contribué à en faire une des plus intéressantes de l'Exposition.

Groupe III

Le Groupe III comprenait les Classes renfermant les produits destinés à l'importation en Tunisie, c'est-à-dire les Classes 8, 9 et 10.

CLASSE 8

La Classe 8 avait été réservée aux produits agricoles, d'origine animale et végétale.

Hors Concours. — Membres du Jury.

M. le Dr BOUCARD, *à Paris*, exposait les ferments lactiques (culture liquide et desséchée).

M. DABAT, *à Paris*.

M. DE KERAMBRIEC, *à Tunis*.

Grands Prix.

Parmi les Grands Prix décernés par le Jury, notons celui attribué aux exposants dont les noms suivent :

MM. CISTERNE et BEYTOUT, *à Paris*, présentait au Jury différentes plantes médicinales qui sont la base de leur mélange dit « Tisane de Santé des Trappistes ».

M. GUILLON, *à Paris*, exposait des fibres utilisées surtout comme matière d'emballage. La matière première employée est le sapin blanc de Norvège ou de Finlande.

MM. VERDIER-DUFOUR et Cie, *à Paris*, exposait un engrais complet organique très réputé. Ces Etablissements, soumis aux mesures hygiéniques les plus rigoureuses, emploient les déchets de laine, les chiffons de toile et coton, les os, les exploitations de l'équarrissage et les débris de boucherie, pour les usages les plus variés : fabrication de couvertures, de papier ou carton, de gélatine, de colle forte, de noir animal, etc.

Le Jury des récompenses a également accordé un Grand Prix à une collectivité d'exposants, parmi lesquels nous citerons :

M. BOUSQUET, *à Paris*, exposait des plantes médicinales, dont l'aconit, le Drosera et le pavot à opium, qui ont été de la part de ce distingué pharmacien l'objet d'études chimiques et physiologiques très intéressantes.

M. BOUTY, *à Paris*, exposait des produits d'origine animale formant la base de la médication opothérapique, tyroïdine Bouty.

M. COUTURIEUX, *à Paris*, exposait de la culture pure de levures et de ferments destinés aux usages thérapeutiques.

M. DERBECQ, exposait des produits à la « Grindelia Robusta », sirop contre la coqueluche, capsules contre les affections des voies respiratoires.

M. DESNOYERS, *à Bonnelles (Seine-et-Oise)*, exposait des graines de betterave, de sarrasin, de trèfle violet, de maïs et orge.

M. EMDEN, *à Paris, Grande Société de Distillerie, Malterie et Brasserie de la « Comète », à Paris*, exposait des houblons, des orges, ces derniers provenant de la Champagne et de l'Auvergne.

M. FAMELART, *à Paris*, exposait principalement des produits d'herboristerie de choix.

MM. L. FRANÇOIS et GRELLOU, *à Paris*. — Cette Maison a introduit en France « La Balata », sorte de gomme, rappelant à la fois par le caractère, la gutta et le caoutchouc, qu'elle utilise pour la fabrication des courroies et des câbles. Elle exposait du caoutchouc.

M. KOLLY, *à Paris*, exposait différentes matières végétales telles que des rameaux de Pichi, l'écorce de prunier de Virginie et des produits fabriqués par ses soins, dont l'un se nomme le « Pixol » et les autres « Sirop et Pastilles Manvel ».

M. MIDY, *à Paris*, exposait des plantes médicinales d'origine exotique ou bien tirées de la flore indigène. L'essence de Wintergreen Midy est retirée de l'écorce de « Betula lenta » dont de très beaux échantillons étaient exposés, ainsi que le « Géranium Robertianum » et le « Sizygium Zambolanum », qui sont à la base de la préparation des « Pilules antidiabétiques Midy ».

M. PLISSON, *à Paris*, exposait les matières premières, huile d'olives, d'œillette et de lin, qui sont la base de la préparation de la gomme, servant à la fabrication des instruments de chirurgie spéciaux de la marque Delamotte.

M. RAYNAUD, *à Paris*, exposait une boisson hygiénique : la tisane du Bon Paysan.

Société Générale de Droguerie Française, à Paris, exposait des matières premières et des produits pharmaceutiques, d'une qualité irréprochable.

M. le Dr THOUVENIN, *à Bonnelles (Seine-et-Oise)*, exposait différents produits végétaux utilisés par lui d'une façon spéciale en thérapeutique. A côté de l'ergot du seigle, il avait exposé de l'orge, du tilleul et quelques autres plantes qui, avec la papaïne, entrent dans sa formule de « ferments digestifs ».

CLASSE 9

Dans la Classe 9, avaient été groupés une quantité assez variée d'articles d'ameublement dont la représentation était peu intéressante dans une Exposition d'Hygiène.

Parmi les Hors Concours, signalons M. DORNEAU, *à Paris*, qui exposait un cabinet de travail style Empire; *la Société Anonyme des Anciens Etablissements Braunstein, à Paris*, et M. TERQUEM qui nous montrait des bibliothèques tournantes, des appuie-livres et des reliures Terquem.

CLASSE 10

La Classe 10 renfermait les produits alimentaires et coloniaux.

Parmi les exposants on remarquait nos plus célèbres Maisons de marque française :

MM. POTIN et RABEL étaient Membres du Jury.

Parmi les Grands Prix, signalons : MM. COINTREAU et DUBONNET.

Les produits exposés consistaient surtout en liquides, sirops, vins, liqueurs variées, etc., etc.

Groupe IV

PRODUITS DE LA TUNISIE

Le Groupe IV comprenait les Classes 11, 12, 13, 14, 15 et 16. Cette partie de l'Exposition d'Hygiène de Tunis avait été spécialement réservée aux produits de la Tunisie.

Sur le palier qui donnait accès à la salle des Délégués à la Conférence, nous remarquons l'exposition artistique de la Société El Kalaline de Nabeul. Sous l'habile direction de M. Bellanger, les poteries arabes et les panneaux de céramique imitant les anciennes fabrications, produits par cette Société, sont arrivés à un haut degré de perfection. La Société El Kalaline reçoit un Diplôme d'Honneur.

Une vitrine contenait des dentelles arabes et maltaises qui sont de vraies merveilles, et des broderies indigènes faites par les filles de l'Ecole de Nabeul qui obtient une Médaille d'Argent.

A gauche, sur le même palier, une boutique de parfumeurs des souks se trouvait transportée là comme par enchantement; c'est M. Abd-el-Aziz Anoun qui présente ses parfums si délicieux qu'ils lui obtiennent une Médaille d'Or.

A droite de l'entrée de la salle du buffet, une très intéressante collection de minéraux exposait aux visiteurs les échantillons des richesses cachées dans le sol tunisien. Les phosphates de Kalaa-es-Senam, Kalaa-Djerda, Gafsa, voisinaient avec les lignites de l'Enfida, les soufres du Troza, les minerais de plomb, de cuivre, de fer, de zinc, des nombreux gisements de Tunisie. Une bouteille de pétrole brut du Djebel Si Dekounia ouvrait par sa présence des horizons féconds en résultats futurs, lorsque ce précieux combustible minéral sera mis au jour en abondance. Des blocs énormes de sel gemme scintillaient comme des diamants à côté de la noirceur brillante des lignites. Nous relevons parmi les exposants des noms bien connus des Tunisiens, ceux de MM. Nani, Desportes, Peloni, Revolon, etc.

Une pyramide de flacons soigneusement bouchés contenant des produits de la surface attirait l'œil du gourmet. Des olives grosses comme des noix, aussi fraîches que si elles venaient d'être cueillies, mais bien meilleures par exemple, prouvent l'efficacité des procédés Marzac pour la conservation de ce hors-d'œuvre apprécié. Ces magnifiques échantillons de la culture de l'olivier provenaient de la propriété de M. Mercier, *à Bordj Toum*, qui, par des greffes savantes sur les oliviers sauvages, est arrivé à produire des olives de table rivalisant avec les meilleures de l'Espagne ou de la Provence. Le Jury leur décerne une médaille d'or.

Parmi les industries tunisiennes intéressantes exposées dans cette salle, nous remarquions les marbres du Djebel Oust et les onyx présentés par M. Ramella. Certains des objets exposés avec application d'ornements en bronze étaient de vrais petits chefs-d'œuvre et obtinrent à M. Ramella un Grand Prix.

Les produits de la Poterie Culinaire de la route de la Sokhra, de la savonnerie Révocat, de la fabrique de balais le « Sorgho », tenaient une place honorable dans cet ensemble.

Un jeune indigène ciselait des cuivres devant le stand Nizard-Dani, dans lequel un grand choix de plats, brûle-parfums, aiguières, etc., était exposé et récompensé par une Médaille d'Or.

Une mention spéciale est due à M. Moktar Liman, qui obtint une Médaille d'Or pour avoir réuni dans ses vitrines une collection superbe d'anciennes poteries arabes et persanes, ainsi que des panneaux authentiques de céramique ancienne qui commencent à devenir introuvables en Tunisie.

Les vins vieux du domaine de Saint-Cyprien, les produits appréciés des maisons de distillation LAVAU (Hors Concours), LICARI (Grand Prix), KTORZA (Médaille d'Or), les conserves de thon et de tomates SCHIANO (Médaille d'Or), les farines et semoules de M. OBERT, *de Nabeul* (Médaille d'Or), montraient que la Tunisie entend conserver une bonne place dans l'industrie de l'alimentation.

Au fond de la salle, la Direction de l'Agriculture exposait des collections de céréales, des échantillons de coton produits en Tunisie, des fibres d'agaves remarquables par leur ténacité. Quelques flacons contenaient des grappes de raisins merveilleusement conservées pour collections. La fleur même est restée à la surface des grains. Le liquide conservateur est un mélange d'eau, de formol, de glycérine ou de sel.

Des cadres sous verre contenaient les nombreux papillons dont les cocons peuvent produire des soies utilisables. A côté, la minuscule mouche de l'olivier, qui coûte chaque année des sommes énormes à la Tunisie, était exposée au pilori, bel et bien embrochée par l'épingle vengeresse de l'entomologiste.

Pour compléter cette belle exposition féconde en enseignements, qui reçut à l'unanimité un Grand Prix, la Direction de l'Agriculture mettait de nombreuses brochures à la disposition des visiteurs; parmi celles-ci, nous remarquons une étude pratique de la culture des céréales due à la plume autorisée de M. MINANGOIN, l'inspecteur de l'Agriculture si connu, et à juste titre si apprécié des colons.

Passons maintenant dans la Salle de la Conférence. Entourant un stand de dégustation de champagnes et vins divers qui présidait au centre, les vitrines ou gradins contenaient de nombreux articles d'alimentation, laits stérilisés, biscuits, chocolats, conserves, etc.

A remarquer les expositions de MM. GENEVAY, Félix POTIN, MENIER, tous Hors Concours, et de M. TOURASSI, Médaille d'Or, etc. Les fumeurs avaient même leur coin dans cette salle : des pipes, porte-cigares, porte-cigarettes hygiéniques à dénicotinisation leur permettaient de se livrer à leur vice sans danger pour leur santé.

Il est intéressant d'ajouter ici quelques lignes sur l'exposition de l'ECOLE COLONIALE, qui dépend de la Direction de l'Agriculture, et qui occupait tout le fond de la salle du buffet de la Conférence consultative. On y remarquait une importante collection provenant de l'Ecole Coloniale d'Agriculture et comprenant de très nombreuses variétés de blés durs, de blés tendres, d'orges, en grains ou en épis.

L'Ecole avait envoyé en outre un certain nombre de bocaux renfermant de fort belles grappes de raisins, de différents cépages rouges et blancs, très bien conservés dans des solutions spécialement préparées.

Les échantillons de graines et de fibres de différentes variétés de cotons : américain, égyptien, sicilien, provenant du Jardin d'essais de Tunis et présentées en même temps qu'un pied de cotonnier portant de nombreuses capsules ouvertes, attiraient également l'attention.

De chaque côté du tableau représentant la « Mort de Matho », qui se trouvait au fond de la salle, on remarquait de superbes boîtes de papillons séricigènes et une très intéressante collection d'insectes nuisibles à l'olivier (mouche de l'olivier, charançons, etc.), que la Direction de l'Agriculture avait récemment reçue de la Station entomologique de Paris.

Des tableaux destinés à l'enseignement agricole dans les Ecoles primaires, et dressés par MM. Alis et Gévaudan, instituteurs; de nombreux échantillons de flacons de graines, de plantes alimentaires, potagères, industrielles et fourragères, des gerbes de diverses plantes (moutarde blanche, pois chiches, lin, alfa, etc.), des fibres de différentes plantes textiles (agave, abutilon, fourcroya, ramie), des photographies, brochures, notices, etc., complétaient d'une manière très heureuse cet intéressant ensemble.

L'exposition des primeuristes, preuve palpable des efforts des horticulteurs tunisiens, méritait une mention spéciale. Des fruits et des légumes remarquables étaient exposés, et lorsque M. Fallières eut reçu la superbe gerbe d'œillets offerte par Mlle Noviello, il examina avec intérêt les produits exposés, dont la majeure partie provenait des jardins de M. Noviello, l'horticulteur bien connu de la rue d'Italie.

Sous la tente montée dans le jardin, MM. Zammit frères exposaient une voiture d'ambulance qui ne laisse rien à désirer sous tous les rapports du confortable et qui comprend tous les accessoires nécessaires au transport rapide et sans heurts des malades. Un Diplôme d'Honneur leur fut donné.

Au premier étage, dans une salle spéciale, étaient exposées les collectivités d'Alger, et notamment la collection des Archives de thérapeutique, d'hygiène et d'assistance coloniales du Dr Edm. Vidal, d'Alger, ainsi que les œuvres de colonisation du Dr J. LESTAGE, d'Alger, parmi lesquelles nous avons remarqué un Manuel pratique d'Hygiène en Algérie.

A côté, notre attention a été particulièrement retenue par les produits exposés par le Comité d'Oran : les trousses et boîtes de secours du Dr COLOMBANI, les appareils de CROZANT-BRIDIER, dentiste, le vin médicinal de M. BLUM, pharmacien; un plan avec description d'une habitation hygiénique à bon marché de M. ANDOUARD, architecte sanitaire; l'Amer goudron de M. DUPUY, liquoriste; les olives noires de MM. DELACOSTE frères; les verreries de MM. Fernandez RAMON et Cie, et les sparteries de M. RAMON, de Saint-Leu; les chaussures en ficelle et toile renforcée pour les colonies de M. ROB, d'Oran.

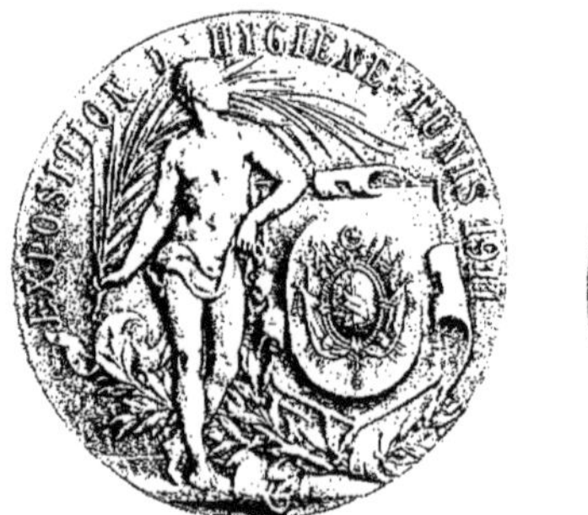

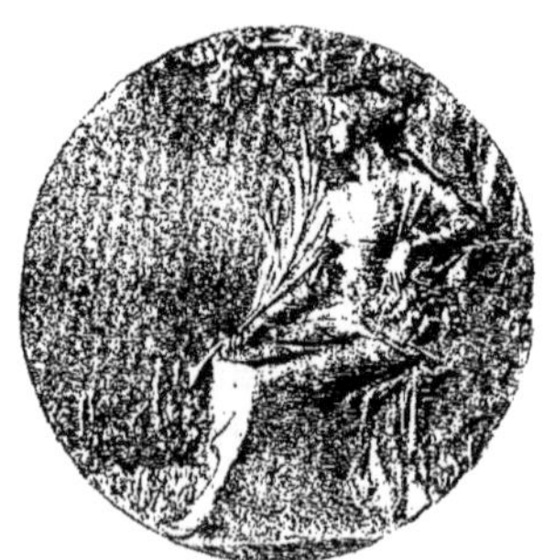

Avers et Revers de la Médaille Officielle
de l'Exposition d'Hygiène de Tunis.

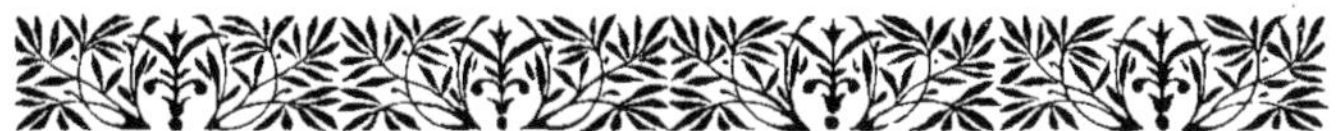

CINQUIÈME PARTIE

Palmarès

CHAPITRE PREMIER
Récompenses aux Exposants

GROUPE I. — Hygiène Générale et Coloniale.

CLASSE 1. — *Hygiène et Assistance publique. — Institutions de Prévoyance et Economie sociale. — Procédés de Colonisation. — Bibliothèque de l'Hygiène. — Livres et Publications, Presse coloniale. — Revues, Mémoires relatifs à l'Hygiène.*

Hors Concours.

Compagnie pour la fabrication des Compteurs et Matériel d'Usines à Gaz, M. BROCQ (F.), Paris.

DIMITRI, Chef adjoint du Laboratoire du Conseil supérieur d'Hygiène publique de France, à Paris.

LACHERY (Léandre), à Livry (Seine-et-Oise). — Epuration des eaux.

Dr VIDAL (Edmond), d'Alger, Consultant à Vichy.

Grands Prix.

Association Internationale d'Enseignement Médical complémentaire, Paris.
Œuvre de la Tuberculose humaine de Paris, Dr Bernheim, Président.
Blanc (J.) et H. Leconte, à Paris. — Appareils de désinfection.
Compagnies et Sociétés mutuelles françaises d'Assurances contre l'Incendie, Baron Cerise, Président, à Paris.
Compagnie Générale de l'Ozone, à Paris.
Dispensaire antituberculeux des Ier et IIe arrondissements, à Paris.
L'Enseignement Médico-Mutuel international, M. Bazot, Directeur, à Paris.
Dr Fasquelle, à Paris, de l'Institut de Vaccine animale.
Galaine, à Paris. — Appareils de désinfection.
Gazette Médicale de Paris.
Germain (Victor), Mourillon-Toulon (Var). — Livret de vaccination.
Gonin, Etablissements à Paris. — Appareils de désinfection.
Institut Pasteur de Tunis.
Municipalité de Tunis.
Rechlinghausen, à Paris. — Appareils de stérilisation.
Ribot (Georges), à Saint-Nazaire. — *L'Hygiène à Dakar.*
Rigaud (Mme), à Paris. — Dispensaire Rigaud pour enfants.
Société française de Produits Sanitaires et Antiseptiques, à Paris.
Société générale Parisienne d'Antisepsie, à Paris.
Société générale d'Epuration et d'Assainissement, E. Bezault, Directeur, à Paris.

Diplômes d'Honneur.

Dr Chaumier, à Tours. — *Revue internationale de la Vaccine.*
MM. Dufayard et Dechosal, à Paris. — Appareils de désinfection.
D^r^ O'Followell, à Paris.
Poulalion, à Paris, Président-Fondateur du Dispensaire antituberculeux des Ier et IIe arrondissements.
Provence (Henry), à Tunis. — Revues d'Hygiène.
Richter, à Paris. — Architecte sanitaire.
Société de Désinfection économique, M. Diole (Marcel), Directeur, à Paris.
Syndicat des Représentants de Commerce français, à Tunis.

Médailles d'Or.

Dr Coccolatos (Cleobule C.), à Constantinople. — Revue d'Hygiène.
Compagnie française de Procédés Clayton, M. Mosnier, Directeur, à Paris. — Appareils de désinfection.
Dr Fleury, à Rennes. — Précis d'hydrologie, eaux potables, eaux minérales.
Société de Préservation de Tuberculose.

Médailles d'Argent.

Dr Bouriot, à Lourdes (Htes-Pyrénées). — Hygiène du premier âge.
De Benedetti, à Tunis. — Volumes et Ouvrages.
Dr Francken, Membre du Bureau permanent des Congrès internationaux d'Hydrologie, de Climatologie et de Géologie.
Dr Gibon (François), à Paris, Administrateur du Congrès des Colonies de Vacances.
Dr Guillon, à Caudry (Nord).
Dr Jarricot.
Dr Joland, à Paris.
Dr Legrand, à Paris.
Dr Mathe, à Paris.
Dr May, à Paris.
Nicolas (Louis), à Tunis. — Œuvres d'Hygiène et de Colonisation.
Noël, à Tunis. — Hangar antipesteux.

CLASSE 2. — *Hygiène Urbaine. — Service Sanitaire. — Hygiène de l'Habitation. — Hydrothérapie. — Allumage, Eclairage, Ventilation.*

Hors Concours.

Dr Conseil, à Tunis, Chef du Service municipal d'Hygiène de Tunis.
Corbeil (Albert), à Paris. — Appareils sanitaires.
Dr Gariel, à Paris.

Grands Prix.

Blakiston, à Philadelphie. — Hygiène urbaine.
Blanc, à Paris. — Appareils sanitaires.

CAMPS, Représentant à Tunis de JACOB, DELAFON et Cie, à Paris. — Appareils sanitaires.
MERAN Frères, à Paris. — Filtres Mallié.
RIGAUD (Mme), à Paris. — Habitations ouvrières à Neuilly-sur-Seine, Fondation Rigaud.
Société « L'Ultra-Violet », à Paris.
Société générale d'Epuration et Assainissement, à Paris.

Diplômes d'Honneur.

BENOIT (Albert), à Paris. — Ozonateurs.
VILLEMUR, à Paris. — Antiseptiques Pearson.

Médailles d'Or.

AUDOUARD (J.), à Oran. — Appareil sanitaire.
DUPUY, à Béziers. — Architecte sanitaire.
REY, à Lyon. — Appareil sanitaire.
Dr VERSEPUY, à Chevreuse (Seine-et-Oise).

Médaille d'Argent.

NICOLAS (Louis). — Appareils d'hygiène urbaine.

CLASSE 3. — *Hygiène rurale. — Hygiène de la Ferme. — Matériel et Procédés des Industries agricoles en France et aux Colonies. — Hygiène des Animaux. — Maladies épidémiques des Animaux, Procédés de traitement et Procédés vétérinaires. — Chasse et Pêche. — Armes.*

Hors Concours.

Dr GRALL, Inspecteur général du Service de Santé des Colonies.
DU PONTAVICE, à Paris, du Ministère de l'Agriculture.

Grands Prix.

LE ZOOL. — Produit hygiénique pour les animaux.
PILTER (Maison); M. BISMUTH, Représentant à Tunis. — Machines agricoles.
Société Protectrice des Animaux, à Paris.

Médaille d'Or.

Oudry, à Ferrières-en-Brie (Seine-et-Oise). — Armes et Accessoires.

Médaille d'Argent.

Garçonnet (Désiré), à Melleville (Seine-Inférieure). — Procédés et Essais culturaux.

CLASSE 4. — *Hygiène spéciale coloniale. — Campements. — Matériel d'Exploration et de Campagne, Matériel de Sauvetage. — Tentes, Cantines, Vêtements, Coiffures, Chaussures, etc.*

Hors Concours.

Dr Lestage, à Oran.
Dr Grunberg, à Paris.
Société française des Lits aseptiques, à Paris.

Grands Prix.

Farcot, à Paris. — Habitations coloniales.
Dr Grunberg, à Paris. — Matériel de secours.
Cauvin-Yvose. — Tentes et Bâches.

Diplômes d'Honneur.

Gardette (Léonard), à Saint-Etienne (Loire). — Appareils de transport des blessés.
Perrin (Paul), à Paris. — Appareils de sauvetage.

Médailles d'Or.

Dr Lestage, à Alger. — Hygiène coloniale.
Libouton, à Paris (Chemin de fer de l'Etat Belge).
Rob, à Oran. — Chaussures hygiéniques.

Médaille d'Argent.

Nicolas (Louis). — Lits coloniaux antivermines.

GROUPE II. — Médecine et Chirurgie.

CLASSE 5. — *Pansements et Objets stérilisés. — Boîtes et Trousses de secours. — Pharmacie de campagne. — Appareils et Instruments de Chirurgie et d'Orthopédie. — Optique. — Appareils de Stérilisation et d'Hygiène. — Produits de régime.*

Hors Concours.

Dr FROUSSARD, à Paris. — Appareils de Plombières.
Dr LEVAL, à Paris. — Appareils d'Orthopédie.
MALAQUIN, à Paris. — Constructeur-Electricien.
PLISSON (Alfred), à Paris. — Instruments de Chirurgie Delamotte.
Société française des Tissus Tétra, à Paris. — Tissus hygiéniques.
ZUND-BURGUET, à Paris, de l'Institut de Physiologie appliquée.

Grands Prix.

BARDY, à Paris. — Pansements stérilisés.
BLANZY-POURE, à Paris. — Vaccinostyles.
CHAPPUIS, à Paris. — Taffetas à pansement.
GAIFFE, à Paris. — Electricité médicale.
HERGESSE, à Paris. — Tissus imperméables, Draps d'hôpital.
LEGRAND (Henri), à Paris. — Yeux artificiels humains.
Dr LEMASSON-DELALANDE. — Sonde œsophagienne.
Dr LIÈVRE, à Paris. — Appareils.
Dr MENCIÈRE, à Reims. — Instruments de Chirurgie et d'Orthopédie.
Dr MOUGIN, à Paris. — Boîtes de secours et Pharmacies de famille.
PILLISCHER, à Paris. — Thermomètres de précision.
ROCCA, TASSY et DE ROUX, à Marseille. — Produits stérilisés.
VAN STEENBRUGGHE et BRETON, à Paris. — Appareils d'Orthopédie.

Diplômes d'Honneur.

ADDA, à Tunis. — Electricité médicale.
GUENET, à Paris. — Appareils à Ozone.
Dr LAMBERT, à Sousse (Tunisie).
PARIANI, à Paris. — Produits de régime.

Médailles d'Or.

BAILLY, à Paris. — Biscottes et Produits de régime.
LE BASSIAN, à Paris. — Accessoires de Pharmacie.
DELACHAT, à Paris. — Microscopes.
DEVENOGE, à Paris. — Appareils de Chirurgie et d'Hygiène.
Dr DHOTEL, à Paris. — Instruments de Chirurgie.
GRÉGOIRE (Louis), à Paris. — Produits de régime et Biscottes.
KERN (Rodolphe), à Paris. — Produits dentaires.
Dr LAGARDE, à Paris. — Appareils de Rhinoplastie.
Dr MENARD, à Paris. — Appareil à douches d'air chaud.
NICOLAY, à Paris. — Inhalateurs.
PIROIS (Léon), à Paris. — Produits diététiques et de régime.
DU SABLON et F. MORTIER, à Bordeaux. — Produits de régime à l'avoine.
Dr SOLO LEBOVIVI, à Paris. — Appareils et Instruments.
ZUND-BURGUET (Mme). — Appareils de Physiologie expérimentale.

Médailles d'Argent.

CAPDECOMME, à Paris. — Instruments et Accessoires de Pharmacie.
MALOINE (F.), à Paris. — Instruments de Chirurgie.
VIEL et Cie. — Ampoules stérilisées et Trousses.

CLASSE 6. — *Stations thermales. — Stations climatiques. Eaux minérales.*

Hors Concours.

Compagnie des Eaux Minérales de la Bourboule.
Dr FROUSSARD, à Paris. — Consultant à Plombières.
Dr GARDETTE, à Paris. — Consultant à Châtel-Guyon.
PEYCELON (Jacques), à Saint-Galmier (Loire).
Société Générale des Eaux de la Preste, Dr BOIX.
Dr DUBOIS, à Saujon (Charente-Inférieure) et à Paris.

Grands Prix.

BERNARD (Maurice), à Paris, Administrateur-Délégué d'Evian-les-Bains.

BRUN et Cie, à Soultzmat (Haute-Alsace).
Compagnie Française des Eaux Minérales Economiques.
Compagnie Fermière de l'Etablissement Thermal de Vichy.
Compagnie des Thermes de Plombières-les-Bains.
Etablissement Thermal d'Enghien-les-Bains.
Fédération Thermale d'Auvergne : Bourboule.
» » » Châtelguyon.
» » » Mont-Dore.
» » » Saint-Nectaire.
» » » Royat.
KORBOUS.
Dr PESSEZ, à Paris, Administrateur-Délégué de la Société de Châtelguyon.
Société Générale des Eaux Minérales de Vals.
Société Générale des Eaux Minérales de Vittel.

Diplôme d'Honneur.

Fumades-les-Bains (Allègre) (Gard).

Médailles d'Or.

Dr FLEURY, à Rennes. — Précis d'Hydrologie.
HENNEQUIN, à Berck-Plage (Pas-de-Calais), Secrétaire de la Commission d'Initiative de Berck.

CLASSE 7. — *Produits pharmaceutiques et chimiques.*

Hors Concours.

Dr JABOIN, à Paris. — Produits pharmaceutiques au Radium.
Laboratoire biologique du Radium.
LANDRIN et Cie, à Paris.

Grands Prix.

AUGÉ (Henri), à Lyon.
Banque du Radium, à Paris.
BUCHET et Cie, à Paris.
CHATELAIN (L.-J.-D.), à Paris.
COIRRE (Jean), à Paris.
LEPRINCE, à Paris.

Diplômes d'Honneur.

NALINE (Abel), à Villeneuve-la-Garenne (Seine).
TRONCIN-LEROY, à Paris.

Médailles d'Or.

DELOUCHE (Jean), à Paris.
LUCIANI, à Tunis.
NÉE, à Tunis.
SBRANA, à Tunis.

Médailles d'Argent.

CARNAZZA, à Tunis.
DUBOIS, à Paris.
DUPONT, à Etampes.
FATTACCIOLI, à Tunis.
GALAINE, à Paris.
GRANJON, à Paris.

GROUPE III. — Produits destinés à l'importation en Tunisie.

CLASSE 8. — *Produits agricoles, d'origine animale et végétale.*

Hors Concours.

Dr BOUCARD, à Paris. — Ferments lactiques.
DABAT, à Paris, Directeur au Ministère de l'Agriculture.
DE KÉRAMBRIEC, à Tunis. — Produits agricoles.

Grands Prix.

CISTERNE et BEYTOUT, à Paris. — Plantes médicinales.
GUILLON, à Paris. — Fibres parisiennes.
VERDIER-DUFOUR et Cie, à Paris. — Engrais, Os, Savons.

Exposition groupée :

BOUSQUET, à Paris. — Plantes médicinales.
BOUTY, à Paris. — Plantes médicinales.
COUTURIEUX, à Paris. — Plantes médicinales.
DERBECQ, à Paris. — Plantes médicinales.
DESNOYERS, à Bonnelles (Seine-et-Oise). — Plantes médicinales.
EMDEN, à Paris. — Plantes médicinales.
FAMELART, à Paris. — Plantes médicinales.
FRANÇOIS et GRELLOU, à Paris. — Plantes médicinales.
KOEHLY, à Paris. — Plantes médicinales.
MIDY, à Paris. — Plantes médicinales.
PLISSON, à Paris. — Huiles et Caoutchouc.
RAYNAUD, à Paris. — Plantes médicinales.
Société Générale de Drogueries françaises, à Paris. — Plantes médicinales.
Dr THOUVENIN, à Bonnelles (Seine-et-Oise). — Plantes médicinales.

CLASSE 9. — *Sports. — Automobiles, Cycles, Carrosserie. — Jeux. — Vêtements. — Tissus. — Parfumerie. — Meubles. — Tapis. — Décoration. — Céramique. — Orfèvrerie. — Bijouterie. — Bronze. — Horlogerie. — Bimbeloterie. — Photographie. — Instruments de Musique.*

Hors Concours.

DORNEAU (Camille), à Paris. — Meubles.
Société Anonyme des Anciens Etablissements BRAUNSTEIN, à Paris. — Papiers à cigarettes.
TERQUEM et Cie, à Paris. — Meubles.

Grands Prix.

BLONDEAU, à Paris. — Meubles.
DELMAS, à Paris. — Meubles.
HASSINGER, à Paris. — Crayons, Porte-Plume, Hardtmuth.
PICOT (Jules), à Paris. — Lessive Phœnix.

Médaille d'Or.

CHAPMANN, à Paris. — Parfums.

Médailles d'Argent.

DASSY, à Paris. — Produits esthétiques.
FILLASSIER (André), à Paris. — Bretelles, Ceintures.
GIRAUDEAU (A.-A.), à Paris. — Parfums.
PARENT, à Lons-le-Saunier (Jura). — Pipes, Fume-Cigares et Fume-Cigarettes.

Médaille de Bronze.

HERZOG Frères, à Paris. — Meubles et Bronzes.

CLASSE 10. — *Produits Alimentaires et Coloniaux.*

Hors Concours.

POTIN et Cie, à Paris.
RABEL (André), à Paris.

Grands Prix.

COINTREAU Père et Fils, à Angers (Maine-et-Loire).
Compagnie des Brevets FIXATOR, à Paris. — Laits stérilisés.
DOLDER, à Tunis (Société Laitière des Alpes Bernoises de Stalden-Emmental, Suisse).
DOUGADOS et Cie, à Tulle (Corrèze). — Conserves.
DUBONNET, à Paris.
LAFON et Cie, à Paris.
LÉCUYER, à Paris (Lait LEPELLETIER: Rochet, Représentant à Tunis).

Diplômes d'Honneur.

MAIGNIEN (Vve MEZIN), à Bar-le-Duc. — Confitures.
RENOULT, à Pont-Audemer. — Cidres.

Médailles d'Or.

DOMINICI, à Tunis. — Liqueurs.
DUCROS, à Romans (Drôme). — Produits du Dauphiné.

GROUPE IV. — Produits de la Tunisie.

Jury Tunisien.

Hors Concours. — Membres du Jury.

De Kérambriec, Président.
Béziers.
Bouyer.
Chaffanjon.
Demarcq.
Ducros.
Genevay.
Guy.
Lavau.
Luci Luciani.
Mallet.
Nunoz.
Peloni.
Renoux.
Revolon.
Soulivet.

CLASSE 11. — *Vins, Vins de Liqueurs, Liqueurs, Eaux-de-Vie. Essences. — Bières.*

Grands Prix.

Hilscher (Frantz), à Tunis-Belvédère.
Licari (G. et E.), à Tunis.

Médailles d'Or.

Ktorza (Joseph), à Tunis.
Deshais, à Tunis.
Société des Fermes Françaises, à Tunis.

Médaille d'Argent.

Leca, Colon au Goubellat.

CLASSE 12. — *Huiles d'Olive. — Produits d'Epicerie. — Pâtes Alimentaires. — Confiserie. — Conserves Alimentaires.*

Médailles d'Or.

Feugnet, à Tunis.
Marzac (F.) Père, à Tunis.
Tourassi (Elie V.), à Tunis.
Schiano (J.-B.), à Tunis.

Médailles d'Argent.

BURGEL et Cie, à Tunis.
HALIMI, « Au Palmier », à Tunis.
LELLOUCHE (H. et M.), à Tunis.

CLASSE 13. — *Céréales et Dérivés. — Semoule, Farine, Produits de la Boulangerie et de la Pâtisserie.*

Médailles d'Or.

PETIT-ROULET et Cie, à Tunis.
OBERT, de Nabeul.

CLASSE 14. — *Horticulture. — Fruits et Légumes.*

Grands Prix.

Direction de l'Agriculture, à Tunis.
Collectivité d'Agriculteurs et Cultivateurs de Tunis.
Ecole Coloniale de Tunis.

Diplôme d'Honneur.

NOVIELLO, à Tunis.

Médaille d'Argent.

DAVID, Colon à la Sôkra.

CLASSE 15. — *Mines et Carrières.*

Grands Prix.

Collectivité des Industriels Miniers tunisiens, à Tunis.
Service des Mines de la Direction Générale des Travaux publics de la Régence de Tunis.

Médaille d'Or.

Compagnie Minière Franco-Tunisienne, à Tunis.

Médaille d'Argent.

Gerini Dante, à Tunis.

CLASSE 16. — *Industries tunisiennes et Arts indigènes divers.*

Grands Prix.

Boccara Père et Fils, à Tunis.
Djamal (Musée).
Eredi (Guiseppe), à Tunis.
Laffage, à Tunis.
Société Anonyme des Mines de Bitume et d'Asphalte du Centre, à Paris (Michard, Représentant à Tunis).
Ramella, à Tunis.

Diplômes d'Honneur.

Société Tunisienne de Céramique d'art « El Kalaline » (M. Bellanger).
Manufacture des Tapis de Kairouan.
Zammit (M. et A.), à Tunis.

Médailles d'Or.

Abd-el-Aziz Anoun, à Tunis.
Abita (Eugène), à Tunis.
Alfano, à Tunis.
Alis et Givaudan, à Tunis.
Bembaron, à Tunis.
Brémond, à Tunis.
Four, à Tunis.
Habis (Antoine), à Tunis.
Liman (Moctar), à Tunis.
Luciani (Paul), à Tunis.
Mocquerys (G.), à Sfax.
Née, à Tunis.
Nizard-Dani, à Tunis.
Sbrana, à Tunis.

Médailles d'Argent.

ATTIA et OSSONA.
CARNAZZA, à Tunis.
DEDONIDON, à Tunis.
Ecole de Filles de Nabeul.
ELLABAN MUSTAFA, à Tunis.
FATTACIOLI, à Tunis.
MALEK (El Hadj ben), à Tunis.
NAKACHE (Isaac), à Tunis.
REVOCAT, à Tunis.

Médailles de Bronze.

BERREBI (Isaac), à Tunis.
FARKI (Ange), à Tunis.

GROUPE V. — Algérie.

CLASSE 17. — *Alger.*

Hors Concours.

Dr Edmond VIDAL.

Grands Prix.

Dr LESTAGE.
Collectivité d'Alger.

CLASSE 18. — *Oran.*

Grands Prix.

AUDOUARD.
BLUM.
Dr COLOMBANI.
DE CROZANT-DIDIER.
DELACOSTE.
DOUMENS.
DUPUY.
FERNANDEZ RAMON.
RAMON DE SAINT-LEU.
Collectivité d'Oran.

CHAPITRE II

Récompenses aux Collaborateurs

Grands Prix.

Armet de Lisle. — Laboratoire biologique du Radium.
Blanchard, Professeur. — Association Internationale Enseignement Médical complémentaire.
Dominici (Dr). — Laboratoire biologique du Radium.
Leprince (M.-C.-L.). — Dr Maurice Leprince.
Levassort (Ch.). — Association Internationale Enseignement Médical complémentaire.
Maujoint (J.). — Comité de Direction.
Richter (H.). — Association Internationale Enseignement Médical complémentaire.
Wickham (Dr). — Laboratoire biologique du Radium.

Diplômes d'Honneur.

Bernier (L.). — Landrin et Cie.
Blind (Dr). — Enseignement Médico-Mutuel International.
Delabarre (A.). — Cie de Fabrication de Compteurs et Matériel à gaz.
Hatesse (A.). — Etablissements Gonin.
Jeanton. — Association Internationale Enseignement Médical complémentaire.
Legendre (Dr Ch.). — Association Internationale Enseignement Médical complémentaire.
Neveu. — Banque du Radium.
Philippe (G.). — Rigaud.
Pini, Professeur. — Association Internationale Enseignement Médical complémentaire.
Pirès de Lunia, Professeur. — Association Internationale Enseignement Médical complémentaire.
Poulalion (J.). — Dispensaire Antituberculeux des Ier et IIe Arrondts.
Razy (A.). — Plisson-Delamotte.
Rosenthal (G.). — Dispensaire Antituberculeux des Ier et IIe Arrondts.
Thouvignon (M.). — Rigaud.

Médailles d'Or.

BARBIER (L.). — Jaboin.
BAUDET (X.). — Couturieux.
BELIN. — Dr E. Chaumier.
BERLANCOURT. — Delmas.
BEZAULT (B.). — Société Générale d'Epuration et d'Assainissement.
BLANC (Ch.). — Etablissements Ch. Blanc.
BLIAUX (P.). — Cie de Fabrication de Compteurs et Matériel à gaz.
BOIX (Dr). — Société des Eaux de Los Preste.
BOUCHET (C.-A.). — Evian-Cachat.
BRUNET (Ch.). — Landrin et Cie.
BUJON. — La Bourboule.
CANY (Dr). — Gazette des Eaux.
CASSE (Dr). — Enseignement Médico-Mutuel complémentaire.
CHABAL. — Westinghouse Cooper Hewitt Cy Ltd.
CHUTRY. — Pharmacie Centrale de France.
COHEN (J.). — Société de Préservation contre la Tuberculose, à Tunis.
COMMUNAUX. — Société de Préservation contre la Tuberculose, à Tunis.
COULOT. — Rigaud.
CUCHET (L.). — Lachery.
DANGLETERRE (P.). — Plisson-Delamotte.
DANGLOT (Mlle H.). — Plisson-Delamotte.
DEBET. — Rigaud.
DUCHESNE (Dr G.). — Châtelguyon.
FAIVRE. — Laboratoire biologique du Radium.
FITOUSSI. — Société de Préservation contre la Tuberculose, à Tunis.
GAILLARD (J.). — Lachery.
GAUTHIER (A.). — Plisson-Delamotte.
GENOU (H.). — Plisson-Delamotte.
GRAMONT (A. DE). — Terquem et Cie.
HOUZEL (Dr). — Enseignement Médico-Mutuel complémentaire.
HUBERSON (A.). — Guillon.
JAHOUCHE. — Société de Préservation contre la Tuberculose, à Tunis.
JAMES. — Chappuis.
JOURDIN (M.). — Dr Thouvenin.
KUHN. — Dr Chaumier.
LAFON (R.). — Ribot.
LAMOUROUX. — Comité de Direction.

LAUMONIER (Mlle S.). — Jaboin.
MAURENT (E.). — Saint-Galmier.
LAVILLE (G.). — Chappuis.
LEDOUX (L.). — Coirre.
LEFORT (F.). — Chappuis.
LIEYT (Dr R.). — Rigaud.
MARÉ. — Corbeil.
MATHIEU. — Landrin et Cie.
MAUCOLIN (L.). — Le Zool.
MAUGNE. — Rigaud.
MAZERAN (Dr). — Fédération Thermale d'Auvergne.
MERCIER (L.). — Chappuis.
MONCORGÉ (Dr). — Fédération Thermale d'Auvergne.
MORINEAU (A.). — Etablissements Charles Blanc.
NOGIER (Dr). — L'Ultra-Violet.
PARIANI (E.). — Etablissements Bignon-Pariani.
PERRIER (Dr). — Enghien-les-Bains.
PETIT (Dr G.). — Œuvre de la Tuberculose Humaine.
PHILIP (G.). — Dispensaire Antituberculeux des Ier et IIe Arrondts.
PILLISCHER (E.-J.). — Pillischer.
PITAVY (F.). — Terquem et Cie.
PROVENCE Fils. — Comité de Direction.
PRUD'HOMME (E.). — Farcot.
SANDY (E.). — Société des Eaux de La Preste.
SCIALONI (Dr). — Société de Préservation contre la Tuberculose, à Tunis.
THOUVIGNON (M.). — Rigaud.
TOURNOIS (M.). — Chappuis.
TROUPEAU (P.) — Chappuis.
VASSALO (W.). — Plisson-Delamotte.
WIMPHEN (M.). — Dispensaire Antituberculeux des Ier et IIe Arrondts.

Médailles d'Argent.

AUDION. — Berck-Plage.
BADY (G.). — Œuvre de la Tuberculose Humaine.
BOUET. — Couturieux.
BOULLY. — L'Ozonateur.
CALVÉ (Dr). — Berck-Plage.
DARSY (V.). — Produits hygiéniques du Dr Dys.
DECAUX (L.). — Farcot (J.).
DECOCK (A.). — Nicolay.

DIOLÉ (M.). — Société de Désinfection Economique.
FESCOURT. — Dr P. Menard.
FION. — Picot.
FRECHU (Mlle C.). — Dr Thouvenin.
FROGER (Mlle L.). — Dr Thouvenin.
GEORGE (H.). — Galaine.
GORD (Mlle M.). — Naline.
HENNEQUIN. — Berck-Plage.
HENRI (V.). — Westinghouse Cooper Hewitt Cy Ltd.
HIGNARD. — Compagnies et Sociétés Mutuelles et Assurances contre l'Incendie.
HUBERT. — Lachery.
LÉVY (E.). — Œuvre de la Tuberculose Humaine.
MALINGRE-CAFFIER. — Berck-Plage.
MARIÉ (Ch.). — Dispensaire Antituberculeux des Ier et IIe Arrondts.
MULLER (F.). — Dispensaire Antituberculeux des Ier et IIe Arrondts.
PARET (Mme). — Rigaud.
PERROT (A.). — Naline.
RABANY (J.). — Evian-Cachat.
THIÉRY (J.). — Fédération Thermale d'Auvergne.
TRIQUET (P.). — L'Ultra-Violet.
VARICHON. — Augé et Cie.
VIOLETTE (L.). — Guillon.

Médailles de Bronze.

CARBONNELL (J.). — La Preste.
COURTILLAT (S.). — Dispensaire Antituberculeux des Ier et IIe Arrts.
DESVIGNES (A.). — Plisson-Delamotte.
HELBRONNER (A.). — Westinghouse Cooper Herwitt Cy Ltd.

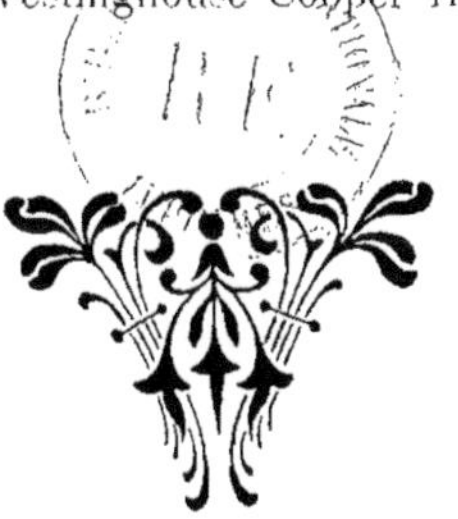

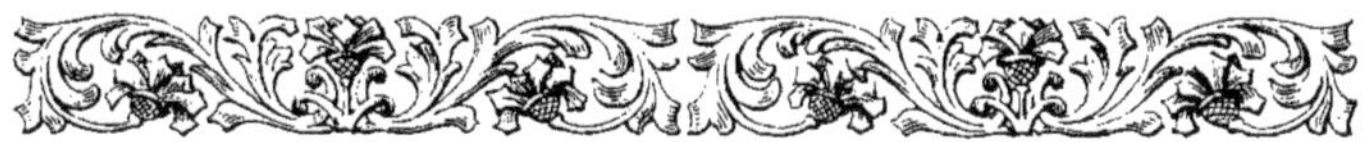

TABLE DES MATIÈRES

QUATRIÈME PARTIE

CINQUIÈME PARTIE

PALMARÈS

Oberthur, Rennes—Paris (1139-12)

www.ingramcontent.com/pod-product-compliance
Ingram Content Group UK Ltd.
Pitfield, Milton Keynes, MK11 3LW, UK
UKHW022116190726
13855UKWH00003B/898